COME
MUÉVETE
DUERME

COME MUÉVETE DUERME

TOM RATH

OCEANO

Los contenidos de este libro únicamente tienen fines informativos.
Dado que la situación individual de cada persona es única, es necesario
recurrir a un profesional de la salud antes de llevar a cabo cambios
importantes en la dieta, rutinas de ejercicio y hábitos de sueño.
El autor y el editor no se hacen responsables de ningún efecto adverso
que resulte del uso de la información contenida en este libro.

Diseño de portada: Chin-Yee Lai

COME, MUÉVETE, DUERME

Título original: EAT, MOVE, SLEEP. How Small Choices
                Lead To Big Changes

Traducción: Aridela Trejo

© 2013, Tom Rath

Publicado originalmente en Estados Unidos por Missionday.

D. R. © 2016, Editorial Océano de México, S.A. de C.V.
Eugenio Sue 55, Col. Polanco Chapultepec
Del. Miguel Hidalgo, C.P. 11560, México, D.F.
Tel. (55) 9178 5100 • info@oceano.com.mx

Primera edición: 2016

ISBN: 978-607-735-801-5

Impreso en México / Printed in Mexico

A mi esposa Ashley, mi hija Harper y mi hijo Everett,
quienes iluminan cada uno de mis días...
y hacen que la perspectiva del mañana
sea aún mejor.

Índice

Nota introductoria

Vivimos en una era extraordinaria en lo que se refiere a investigación médica y tecnologías portátiles que tienen el potencial de mejorar nuestra salud. Todos los días leo estudios nuevos sobre acciones específicas que podemos llevar a cabo para estar más sanos y tener más energía. Toda la información que surge nos brinda oportunidades para tomar mejores decisiones. Sin embargo, la cantidad de información puede resultar confusa y apabullante.

Esta edición de *Come, muévete, duerme* se ha actualizado con los descubrimientos más recientes que se relacionan con estos tres elementos centrales de la salud. También he revisado mucho esta versión para acelerar las cosas y hacerla más concisa. Si bien siempre es tentador escribir más, puesto que para algunos se trata de valor añadido, intenté hacer lo contrario. Así que esta segunda edición cubre los mismos conceptos en cerca de 75 por ciento del tiempo que toma leer la primera edición.

Además la edición en inglés va acompañada de una app revolucionaria llamada Welbe (aún no disponible en América Latina) que te ayudará a llevar un registro en tiempo real de lo que comes, cómo te mueves y duermes. Desde hace algunos años, ha surgido una variedad de aparatos portátiles que nos permiten llevar el control de nuestra salud y hábitos. Sin embargo, un inconveniente considerable es que la mayoría de estos aparatos se especializa en una sola área y dificulta llevar la cuenta de nuestra salud y bienestar en general.

Por eso la app Welbe está diseñada para integrar tus datos desde múltiples aparatos portátiles enfocados en la salud (ej. Fitbit, Jawbone) y plataformas (ej. iOS, Android) y así proporcionar información y consejos personalizados para mejorar tu bienestar. La app te permitirá comparar tu salud y bienestar con los de tus amigos, incluso si ellos utilizan distintos aparatos, apps y plataformas.

Mi equipo ha trabajado con los desarrolladores de la app Welbe durante un año para llevar muchas de las ideas en este libro a la app. Nuestro objetivo es ayudar a que los lectores integren estos conceptos a la información personalizada sobre su salud. Si haces una sola cosa para poner en práctica lo que aprendes a lo largo de este libro, o bien cuando termines de leerlo, te recomiendo que visites www.eatmovesleep.com para registrarte y descargar la app Welbe.

Come, muévete, duerme

Las elecciones cuentan. Hoy puedes tomar una decisión que te dará más energía mañana. Con el tiempo, las elecciones correctas aumentan por mucho tus posibilidades de tener una vida longeva y sana.

Sin importar lo saludable que te encuentres hoy, puedes llevar a cabo acciones específicas para tener más energía y vivir más tiempo. Al margen de tu edad, puedes elegir mejor en el momento. Las decisiones pequeñas —sobre lo que comes, cómo te mueves y duermes todos los días— cuentan más de lo que crees. Como he aprendido a raíz de mi propia experiencia, estas elecciones definen tu vida.

Una perspectiva personal

A los dieciséis años estaba jugando basquetbol con mis amigos cuando me di cuenta de que algo andaba mal con mi vista. En el centro de mi campo visual había un círculo negro. Asumí que desparecería. Por el contrario, empeoró cada vez más. Por fin le conté a mi mamá y de inmediato me llevó al oftalmólogo.

La mancha negra resultó ser un tumor grande en la parte posterior de mi ojo izquierdo. El doctor dijo que podría ocasionar ceguera. Como si no fuera suficiente, tenía que hacerme una prueba de sangre para descartar otros padecimientos. Un par de semanas después, volví con mi mamá al consultorio médico por los resultados.

El doctor nos contó que tenía un trastorno genético raro llamado Von Hippel-Lindau (VHL). Si bien por regla general el VHL es hereditario, mi padecimiento era una mutación nueva que afecta a sólo una de cada 4,400,000 personas. En esencia, la mutación extingue un gen supresor de tumores muy potente y provoca crecimientos cancerosos desenfrenados en todo el cuerpo.

Todavía recuerdo como si fuera ayer estar sentado del otro lado de aquel gran escritorio de madera mientras mi doctor intentaba explicarme lo que supondría luchar contra el cáncer el resto de mi vida. Fue uno de esos momentos en los que el estómago se encoge y la mente busca una explicación alternativa a toda velocidad. Después mi doctor detalló que también era probable que desarrollara cáncer en los riñones, las glándulas suprarrenales, el páncreas, el cerebro y la espina dorsal.

Si bien la posibilidad de perder la vista era difícil, estos problemas a largo plazo eran aún más abrumadores. Esa conversación con el médico me obligó a plantearme preguntas más trascendentales sobre mi vida. ¿Si la gente sabía de mi enfermedad, me trataría diferente? ¿Tendría oportunidad de casarme y tener hijos? Y quizá lo más importante, me pregunté si existía la posibilidad de que tuviera una vida sana y longeva.

Los médicos hicieron todo lo posible para que no perdiera la vista, desde congelar los tumores hasta quemarlos con láser. Sin embargo, nunca recuperé la vista en el ojo. Una vez superada la pérdida, me enfoqué en averiguar las manifestaciones de esta enfermedad rara.

Pronto me di cuenta de que cuanto más aprendiera, más podría hacer para aumentar mis probabilidades de tener una vida longeva. A medida que surgió nueva información, fui descubriendo que podía llevarle la delantera a mi padecimiento con resonancias magnéticas, tomografías computarizadas y estudios oftalmológicos anuales. Si los doctores descubrían los tumores a tiempo, y éstos eran pequeños, era menos probable que se expandieran y me mataran. Saberlo fue un gran alivio. Incluso si suponía cirugías complicadas, contaba con la posibilidad de vivir más.

Desde hace veinte años me realizo estudios y tomografías cada año y hoy en día tengo tumores pequeños en los riñones, las glándulas suprarrenales, el páncreas, la espina dorsal y el cerebro. Cada año "vigilo y espero" hasta averiguar si cualquiera de estos tumores ha crecido y requiere cirugía. En la mayoría de los casos no es así.

Esperar a que estos tumores activos crezcan parece estresante. Podría serlo si permitiera que este trastorno genético del cual no tengo control me atormentara. En cambio, aprovecho los estudios anuales para mantenerme enfocado en lo que puedo hacer para reducir las probabilidades de que mis cánceres crezcan y se esparzan.

Con el transcurso de los años he aprendido más sobre qué comer, cómo moverme y dormir para mejorar mis posibilidades de llevar una vida larga y sana. Después pongo en práctica lo que aprendo para tomar mejores decisiones. Actúo como si mi vida dependiera de cada una de mis elecciones. Porque así es.

Las decisiones pequeñas lo cambian todo

Tomar mejores decisiones supone esfuerzos diarios, sin embargo, vale la pena. El conocimiento vasto que tenemos sobre cómo prevenir el cáncer, las enfermedades crónicas y cardiovasculares es abrumador. Todos los días leo sobre ideas nuevas que podrían contribuir a que algún ser querido viva más y mejor.

En el transcurso de la década pasada he empleado mucho tiempo en organizar este mar virtual de información de modo que beneficie a otros. Busco ideas sencillas y que se hayan demostrado. Leo una amplia variedad de estudios académicos y artículos de investigación —desde publicaciones periódicas de psicología y medicina a libros de largo aliento— y procuro extraer conocimiento que ayude a las personas a tomar mejores decisiones y llevar vidas más sanas.

Permíteme ser claro. No soy médico. Tampoco soy experto en nutrición, fisiología del ejercicio ni trastornos del sueño. Sólo soy un paciente. También soy investigador y un lector voraz que disfruta extraer hallazgos valiosos y compartirlos con amigos. En este libro encontrarás las ideas más confiables y prácticas que he encontrado hasta ahora.

Lo que he aprendido de estas investigaciones influye en las decisiones que tomo todos los días. Cada bocado de comida tiene el potencial de aumentar o disminuir mis posibilidades de convivir un par de años más con mi esposa y mis dos hijos pequeños. Media hora de ejercicio matutino mejora las relaciones que tengo con los demás durante el día. Después, una noche de sueño profundo me da energía para enfrentar el día siguiente. Soy un padre más activo, un mejor esposo y me comprometo más con mi trabajo cuando como, me muevo y duermo bien.

Los momentos en apariencia pequeños o intrascendentes se van acumulando rápido. Si a diario tomas más decisiones acertadas que malas, incrementas tus posibilidades de envejecer más sano. La vida misma es un juego en el que superamos obstáculos. Ten en cuenta, por ejemplo, estas cuatro enfermedades prevenibles: el cáncer, la diabetes, las enfermedades cardiovasculares y las pulmonares. En conjunto matan a cerca de 9 de cada 10 personas.

Distintos estudios han estimado que 90 por ciento de las personas podría llegar a los 90 años de edad con elecciones sencillas sobre su estilo de vida. Más aún, podríamos vivir sin enfermedades comunes que causen que nuestros últimos años sean miserables. Incluso si en tu familia hay casos de enfermedades cardiovasculares o cáncer, buena parte de tu destino está en tus manos.

Un estudio reciente sugiere que la longevidad no se "hereda" como antes se creía. En cambio, la suma de tus hábitos determina tu esperanza de vida. El tiempo que vivas depende más de cómo vivas y menos de cuánto vivieron tus padres.

Soy un ejemplo vivo del hecho de que las predisposiciones desafortunadas están grabadas en los genes. Sin embargo, incluso en este caso extremo, mis elecciones afectan las probabilidades de que me crezcan más tumores y que mis cánceres existentes se esparzan. La realidad es que la mayoría de los riesgos a los que te enfrentas dependen de tus elecciones, no de tu árbol genealógico.

No existe una acción que pueda prevenir el cáncer o te garantice la longevidad. Cualquiera que te prometa algo así de irrefutable es un fraude. En este libro compartiré las ideas más prácticas para mejorar tus posibilidades de llevar una vida más sana, extensa y satisfactoria.

30 días para tomar mejores decisiones

Espero que en este libro encuentres ideas que te sean útiles y que durante el próximo mes las pongas en práctica. Según mi experiencia y tras observar a los demás, me he dado cuenta de que luego de un par de semanas, las buenas elecciones se vuelven automáticas. No obstante, tomar el primer paso requiere iniciativa, ya sea por tu cuenta, con un amigo o como parte de un grupo.

Cada capítulo incluye tres descubrimientos fundamentados en investigaciones científicas y concluye con tres ideas de cómo ponerlas en práctica en tu vida. Plantéate el reto de usar por lo menos una de esas ideas todos los días durante un mes. Anótalas. Pégalas en algún lugar visible en tu casa u oficina. La prueba será ver si empiezas a tomar decisiones acertadas sin pensarlo.

Si una de estas estrategias te funciona, síguela llevando a cabo. Si no, intenta con otra. Depende de ti decidir qué ideas tienen sentido y tienen la capacidad de mejorar tu vida. Nadie es capaz de hacer todo lo propuesto en el libro, punto. Pero es posible incorporar por lo menos un par de ideas a tu rutina diaria. En el sitio web del libro, www.eatmovesleep.com, puedes:

- Crear un plan *Come, muévete, duerme* a partir de tus necesidades y hábitos.
- Utilizar el *explorador de referencias* para obtener *links* directos a más de 400 publicaciones académicas, libros, artículos y notas.
- Descargar el *Desafío de los primeros 30 días* y otras herramientas que podrás usar con amigos, en grupo o en equipo.

Diviértete. La clave es crear un plan que se adecúe a tu situación particular. Si pones en práctica algunas de las ideas en compañía de por lo menos un amigo, incrementas por mucho las posibilidades de establecer hábitos nuevos. O si lo prefieres, prueba sobre la marcha y avanza a tu ritmo. Adoptar un par de patrones nuevos en el transcurso del próximo mes te llevará a tomar decisiones más saludables durante los años venideros.

La ecuación come, muévete, duerme

Comenzar el día con un desayuno saludable incrementa tus probabilidades de estar activo durante las horas siguientes. Esto te ayuda a comer bien a lo largo del día. Consumir los alimentos adecuados y mantenerte activo te brinda mejores horas de sueño. Dormir bien te facilitará comer bien y moverte más mañana.

Por el contrario, dormir mal pone en riesgo las otras dos áreas de inmediato. Esa noche en vela te incita a tener antojo de un desayuno menos saludable y disminuye tus posibilidades de mantenerte activo. En el peor de los casos, los tres elementos comienzan a actuar en tu contra, se crea una espiral descendente que hace que cada día sea peor que el anterior. Por esta razón el libro está estructurado para ayudarte a trabajar en *los tres elementos al mismo tiempo* y no está dividido en tres partes: comer, moverse y dormir.

Estudios recientes muestran que hacerle frente a varios elementos *al mismo tiempo* incrementa las posibilidades de tener éxito, a diferencia de empezar una dieta o una rutina de ejercicio de forma aislada. Comer, moverse y dormir bien es aún *más fácil* si lo haces al mismo tiempo. Estos tres ingredientes para tener un buen día se retroalimentan. Cuando los tres funcionan crean una espiral ascendente y resultan en mejores días.

Si comes, te mueves y duermes bien hoy, tendrás más energía mañana. Tratarás mejor a tus amigos y familiares. Lograrás más en el trabajo y contribuirás más en tu comunidad.

Todo comienza con tomar decisiones como si el *mañana* dependiera de ello.

1 Los tres cimientos

Olvídate de las dietas milagro para siempre

Si las dietas de moda e información más recientes te confunden, no estás solo. Según un informe, tres de cada cuatro personas aseguran que debido a que los lineamientos alimenticios actuales cambian constantemente, es muy difícil llevar una dieta saludable. Más de la mitad de los encuestados dijo que *era más sencillo calcular sus impuestos* que saber cómo comer bien.

Esto podría explicar por qué si bien la mayoría de los estadunidenses está intentando bajar de peso, dos terceras partes tiene sobrepeso u obesidad. Un problema es que estar "a dieta" es un esfuerzo temporal que supone un final. Muchas dietas populares están destinadas a fracasar. Cuando te encuentres con un libro o un anuncio que te garantice una vida saludable si haces una sola cosa durante algunas semanas, considera las implicaciones.

La *calidad* de lo que comes es más significativo que la *cantidad* total. Este es el descubrimiento más importante de un estudio de Harvard que sentó precedente; en él siguieron a más de 100,000 personas durante dos décadas. Los investigadores encontraron que *los alimentos* que consumimos tienen más efecto en la salud que la ingesta calórica total. La calidad de los alimentos es más importante que los niveles de actividad física. En palabras de uno de los investigadores: "La idea de que está bien comer de todo moderadamente no es más que una excusa para comer lo que uno quiera".

Muchas dietas populares contienen elementos útiles, pero *sólo* si son parte de un enfoque holístico sobre la alimentación. Recuerda todas las dietas que has probado. Ten en mente los mejores elementos de esas dietas a medida que tomes decisiones. En cuanto a tu enfoque general sobre la alimentación, evita todo lo frito, consume menos carbohidratos refinados y la menor cantidad posible de azúcar añadida.

Comer bien no tiene por qué ser difícil ni complicado. La comida sana puede ser sostenible e incluso agradable. Inclínate por alimentos que sean buenos para obtener energía a corto plazo y para tu salud a largo plazo. Comprometerse a comer los alimentos adecuados todos los días es mucho más sencillo que brincar de una dieta a otra.

Una vez que empieces a comer mejor, dale tiempo, mucho tiempo. La gente suele rebotar de una dieta a otra por impaciencia. Al cuerpo le toma mucho tiempo reaccionar ante los cambios en la dieta; según expertos, puede adaptarse en un año o más. En vez de preocuparte por bajar cinco kilos en un mes, concéntrate en tomar mejores decisiones la próxima vez que comas. Las elecciones adecuadas en el momento son benéficas para tu salud y bienestar general.

Haz de la inactividad tu enemiga

El ejercicio por sí mismo no es suficiente. Ejercitarse tres veces a la semana no es suficiente. Lo que te mantiene sano es estar activo *a lo largo del día.*

Durante siglos, nuestros ancestros pasaron buena parte de su día de pie, moviéndose de un lado a otro. Desde los días en que cazaban animales salvajes a la época más reciente en la que trabajaban en granjas, un día de trabajo normal consistía en realizar trabajo físico. En el siglo pasado esto cambió de forma dramática.

En promedio en un día normal pasamos más tiempo sentados (9.3 horas) que durmiendo. El cuerpo humano no está hecho para eso. Esta tendencia contribuye a la obesidad y la diabetes, que representan un problema de salud pública grave. Cuidar la dieta y hacer 30 minutos de ejercicio al día no serán suficientes para compensar tantas horas sentado.

En mi infancia mis días estaban repletos de actividad física. Pasaba buena parte del día paseando en la colonia con amigos, jugando basquetbol en mi patio y practicando otros deportes. Al hacer memoria, no me sorprende haberme sentido tan bien y haber tenido energía inagotable. La mayoría de mis horas despierto transcurrían en movimiento.

Por eso cuando empecé a trabajar de tiempo completo me llevé una sorpresa desagradable. De repente me encontré buena parte del día sentado. En mis mejores días hacía ejercicio una hora. Caminaba otra hora entre mi casa y la oficina. Si sumamos ocho horas de sueño, las 14 horas restantes transcurrían sentado en una silla, coche o sillón. No era exactamente el estilo de vida activo al que había estado acostumbrado antes de iniciar un trabajo de oficina.

Reducir esta *inactividad* crónica es todavía más esencial que hacer ejercicio vigoroso durante periodos breves. Cuando científicos de los Institutos Nacionales de la Salud monitorearon a 240,000 adultos durante una década, descubrieron que el ejercicio en sí mismo es insuficiente. Incluso siete horas a la semana de actividad física entre moderada y vigorosa no era suficiente para mantener a la gente con vida. Entre el grupo más activo del estudio, quienes se ejercitaban más de siete horas a la semana, aquellos que pasaban más tiempo sentados corrían un riesgo 50 por ciento mayor de morir de cualquier causa. El riesgo de morir de enfermedades cardiacas también se *duplicaba*. El ejercicio ayuda, pero no revierte varias horas de estar sentado.

Sin embargo, al repasar un día cualquiera, es fácil identificar cómo se acumulan los lapsos prolongados de *inactividad*. El reto es analizar cada una de estas situaciones. Calcula cómo añadir un poco de movimiento a tu rutina o por lo menos, intenta pasar menos tiempo sentado todos los días. Existen literalmente cientos de momentos durante el día en los que es posible incorporar un poco de movimiento.

Duerme más para hacer más

Una hora menos de sueño no equivale a una hora más de logros o placer. Ocurre exactamente lo contrario. Cuando pierdes una hora de sueño, disminuyen tu bienestar, productividad, salud y habilidad para pensar. No obstante, las personas siguen sacrificando el sueño por encima de todo lo demás.

En algunos lugares de trabajo, mantenerse "toda la noche" despierto para trabajar merece una medalla de honor. O bien alardear haber dormido sólo cuatro horas antes de una junta para presumirle a los colegas lo arduo que se está trabajando. Yo mismo caí en esta trampa durante años, hasta que me di cuenta de que esta manera de pensar es nociva por donde se le vea.

En 1993, el profesor K. Anders Ericsson dirigió uno de los estudios más influyentes sobre el rendimiento del ser humano. En éste se muestra que los ejecutantes de elite necesitan 10,000 horas de "práctica premeditada" para alcanzar niveles de grandeza. Si bien este descubrimiento suscitó un debate sobre el papel del talento natural contra las horas incontables de práctica, otro elemento estuvo ausente. Si revisamos el importante estudio de Ericsson, existe otro factor que influía significativamente el rendimiento máximo: el sueño. En promedio, los mejores ejecutantes dormían ocho horas con 36 minutos. En comparación, el estadunidense promedio sólo duerme seis horas 51 minutos entre semana.

Quien quieres que pilotee tu avión, te opere, eduque a tus hijos o esté al frente de tu compañía mañana, es quien duerma profundamente esta noche. No obstante, en muchos casos, las personas en estas profesiones tan vitales creen que necesitan dormir poco. Más de 30 por ciento de los trabajadores duerme menos de seis horas diarias.

Cada año, esta pérdida de productividad relacionada con la escasez de sueño le cuesta dos mil dólares a cada persona y supone un rendimiento deficiente y menor calidad de trabajo. Dormir menos de seis horas al día también es el mayor factor de riesgo del agotamiento laboral. Si quieres tener éxito profesional, asegúrate de que tu trabajo te permita dormir lo suficiente.

Los estudios del profesor Ericsson en torno a ejecutantes de élite —músicos, atletas, actores, ajedrecistas— también revelan que descansar más tiene la capacidad de maximizar el éxito. Descubrió que los ejecutantes de élite en cada uno de dichos campos practican en sesiones de mucha concentración que duran no más de 90 minutos. Los mejores ejecutantes trabajan en rachas. Toman descansos frecuentes para evitar cansarse y se aseguran de recuperarse por completo. Esto les permite continuar al día siguiente.

Evita que la somnolencia te detenga. Trabajar durante mucho tiempo en una tarea disminuye tu rendimiento. Para evitarlo, trabaja en rachas, descansa con regularidad y asegúrate de dormir lo suficiente para ser productivo. Cuando necesites una hora más de energía, duerme una hora más.

- Identifica los elementos más saludables de las dietas que hayas probado. Incorpóralos a tu estilo de vida para siempre.
- Cada mañana, planea con anticipación para añadir movimiento a tu rutina diaria.
- Duerme más esta noche para hacer más mañana.

2 Cambios importantes mediante ajustes pequeños

Cada bocado es una ganancia o una pérdida neta

Cada bocado es una decisión pequeña pero importante. Cada sorbo exige otra decisión breve. Elegir algo *que te beneficie, no que te afecte* —como tomar agua y no refresco— es una ganancia neta. Cuando escoges papas fritas de guarnición en vez de verduras, es una pérdida neta. Incluso las opciones en apariencia positivas tienen la capacidad de convertirse en pérdidas netas si no tienes cuidado con todos los componentes de un platillo determinado.

Lo mismo ocurre con las bebidas. El café por sí mismo es bueno. Cada sorbo es una ganancia neta para tu salud. Sin embargo, si le añades crema y un par de sobres de azúcar, entonces cada sorbo se vuelve una pérdida neta. Tomemos el ejemplo de las bebidas del supermercado etiquetadas "bebida de 'té verde'". En la mayoría de los casos los edulcorantes y conservantes las convierten en bebidas mucho menos saludables que el verdadero té verde.

Puedes modificar una serie de opciones para asegurar que sean ganancias netas. Uno de mis platillos favoritos en un restaurante local es el salmón a las brasas, ahumado en nogal. Si bien parece saludable, con el tiempo me di cuenta de que la rica salsa *barbecue* que marinaba mi filete de salmón era casi pura azúcar.

Después de analizar la información nutricional de las salsas *barbecue*, descubrí que en esencia son jarabe para *hot-cakes*, pero para carne. Pude haberme convencido de que el beneficio de comer salmón compensaba la desventaja de la salsa dulce. Sin embargo, el único modo de convertir este platillo en ganancia neta era pedir el salmón sin la salsa *barbecue*. Un par de meses después de hacer el cambio aprendí a disfrutar el sabor real del salmón fresco sin la intensidad de la salsa.

La mayoría de los platillos tiene ingredientes buenos y malos. Sin importar lo mucho que te esfuerces, comerás alimentos que no son ideales. Haz cuentas. Pregúntate si lo que estás por comer es una ganancia neta según lo que sabes de todos sus ingredientes. Si conviertes en hábito hacerte esta pregunta, tus elecciones en el momento serán más adecuadas.

Aléjate de tu silla

Sentarse es la amenaza a la salud más infravalorada de los tiempos modernos. Esta epidemia sutil nos está minando la salud. A nivel global, hoy en día la inactividad se cobra las vidas de más personas que el tabaquismo.

Estar sentado más de seis horas al día incrementa el riesgo de sufrir una muerte prematura. No importa que te ejercites mucho, que tu dieta sea adecuada, que no fumes ni otros hábitos saludables: sentarse en exceso causa problemas. Cada hora que pases posado en tu trasero —en un coche, viendo la televisión, en una junta o frente a tu computadora— debilita tu energía y tu salud.

Sentarse también causa obesidad. Desde hace dos décadas, pese a que los índices de ejercicio no cambiaron, el tiempo que la gente pasa sentada aumentó y los índices de obesidad se duplicaron. Un investigador destacado en materia de diabetes asegura que sentarse durante periodos prolongados supone una amenaza a la salud igual de "insidiosa" que fumar o la exposición excesiva al sol. Argumenta que los médicos deben considerar este hábito en los mismos términos que un experto en cáncer de piel considera la exposición directa al sol.

La "enfermedad de sentarse" tiene un efecto negativo en el instante. Al sentarte, la actividad eléctrica en los músculos de las piernas se apaga. El número de calorías que consumes disminuye a una por minuto. La producción de enzimas, que ayuda a desintegrar la grasa, disminuye 90 por ciento.

Luego de dos horas sentado, el colesterol bueno desciende 20 por ciento. Quizá esto explica por qué la tasa de enfermedades cardiovasculares de los oficinistas se duplica. O en palabras de otro estudioso de la diabetes, incluso dos horas de ejercicio no compensan haberse sentado durante veintidós horas.

Pese a ello, para la mayoría es inevitable pasar varias horas del día sentado. La clave es ponerse de pie, estirarse y mantenerse lo más activo posible. Ponte de pie y desplázate mientras ves la tele. Camina a la oficina de tu colega en vez de llamarle.

El sólo hecho de estar de pie en un mismo lugar incrementa tu energía, a diferencia de estar sentado. Caminar aumenta los niveles de energía cerca de 150 por ciento. Subir por las escaleras y no por el elevador supone un aumento de energía mayor a 200 por ciento. En vez de pensar que no tienes tiempo para una caminata larga, considéralo una oportunidad para añadir más movimiento a tu rutina, lo cual te hará más saludable.

Dormir enriquece o arruina el día

La falta de sueño puede cambiar la trayectoria de una semana entera. No hace mucho, un martes por la noche nuestro perro me despertó a mitad de una tormenta. Gimió y aulló por lo menos una hora hasta que la lluvia se aplacó. Por fin volví a quedarme dormido a las tres de la mañana y dos horas después, sonó mi despertador.

Esa mañana, me tardé más de lo habitual en levantarme. Para cuando intentaba compensarlo con café, ya estaba retrasado, así que pospuse mi rutina matutina de ejercicio. Al llegar a la oficina, lo primero que tenía que hacer era responder a una larga cola de correos, así que lo hice sin mucho cuidado. Me tuve que esforzar mucho para enfocar la vista deshidratada y cansada en la pantalla brillante de la computadora. Me interesaba terminar mis reuniones telefónicas lo más pronto posible más que ser útil o proactivo. Este ciclo continuó a lo largo de la semana, mientras me esforzaba por ponerme al día.

Con falta de sueño, eres una persona distinta. Y se nota. Tus amigos, colegas, seres queridos lo perciben, incluso si tu falta de sueño no te permite percatarte de ello. Un estudio demostró que perder 90 minutos de sueño reduce el estado de alerta diurno cerca de *un tercio*. Si consideras todas las cosas que exigen tu atención en un día, esta disminución *es* relevante.

Una hora más de sueño puede ser igual de esencial que una hora más de trabajo o incluso que una hora más de actividad física. La falta de sueño puede resultar en una sucesión de acontecimientos negativos. Tu desempeño laboral es menor, decides dejar de ejercitarte y las relaciones con tus seres queridos son deficientes.

No obstante, dormir una hora más puede marcar la diferencia entre un día miserable y uno productivo. Sólo se necesita hacer un cambio pequeño, de incluso 15 o 30 minutos, para enriquecer o arruinar tu día. Si bien da la impresión de que no dormir es la única forma de hacer más cosas, hacerlo tiene un precio.

- Pregúntate si el siguiente alimento que te vas a llevar a la boca es una ganancia o una pérdida neta. Repite durante el día.
- Elimina una hora de estar sentado de tu rutina diaria.
- Poco a poco añade tiempo de sueño a tu rutina nocturna, incrementa en lapsos de 15 minutos. Continúa hasta que cada mañana te sientas más descansado.

3 Una decisión acertada a la vez

Qué cuenta más que las calorías

Leer la información nutricional de un producto y enfocarte sólo en las calorías te llevará por mal camino. Si bien nueve por ciento de las personas leen las etiquetas con regularidad, sólo *uno por ciento va más allá del encabezado que proporciona el total de calorías.*

En vez de concentrarte en las calorías totales, otra manera sencilla de analizar las opciones que se te presentan todos los días es medir la proporción de los carbohidratos con respecto a las proteínas. Proponte consumir *alimentos cuya proporción sea de un gramo de carbohidratos por cada gramo de proteína.* Hace algunos años comencé a hacerlo y es un atajo magnífico al revisar los productos en una tienda o un restaurante. Casi todas las etiquetas que he encontrado listan tanto los carbohidratos como las proteínas totales. Por ejemplo, la proporción de la mezcla de nueces que como habitualmente a manera de refrigerio o la ensalada de aguacate que pido en el almuerzo y mi platillo indio favorito (*palak paneer*), es exactamente o cerca de uno por uno.

Como mínimo, evita los alimentos cuya proporción sea superior a cinco por uno. La proporción de la mayoría de las papas fritas y los cereales es de diez por uno. Mantener un consumo equilibrado de carbohidratos y proteínas te dará más energía y a la larga, mejorará tu salud. Tal vez emplear esta proporción de uno por uno no sea un sistema perfecto para evaluar los alimentos, pero es un atajo decente para asegurar que no estás comiendo carbohidratos en exceso.

Posiciona los productos en casa

Si hay productos ocultos en un cajón en la parte inferior de tu refrigerador, entonces no estarán a la vista y no recordarás que existen. Ocurre lo mismo con la alacena. Antes tenía un estante abarrotado de galletas saladas y papas fritas a la mano. Como era lo primero que veía al entrar a la cocina, eran mi botana principal. Ahora ese estante está lleno de refrigerios saludables, por lo que es fácil elegir acertadamente.

Los productos que ocupan las mesas y las barras de la cocina son más importantes. Cuando ves comida cada que pasas cerca, es una invitación a comerla. Así que mejora tus opciones; en esas superficies deja alimentos sanos, como manzanas o pistaches, en vez de galletas y dulces.

Revisa los lugares donde almacenas comida en tu casa. Organiza los productos de manera que *las mejores opciones sean las más visibles* y estén a la mano. Oculta las peores en lugares incómodos en donde permanezcan ocultas un buen rato. Mejor aún, limpia tu casa y tira los alimentos con poco valor nutritivo y que te resulten tentadores.

Reacomoda las frutas, verduras y demás alimentos saludables en el refrigerador para que estén a la mano o colócalos en la barra de la cocina. El simple hecho de ver alimentos frescos todos los días te dará ideas para el siguiente refrigerio. Además, tendrás la ventaja de evitar tentaciones en el momento.

Trabaja más rápido mientras caminas

Trabajar en este libro fue un experimento en sí mismo. Decidí montar una estación de trabajo en mi caminadora y me propuse escribir el libro mientras caminaba. Así que coloqué el monitor de mi computadora encima de la caminadora y construí una bandeja casera con un teclado que cruzara los descansabrazos. Como se trató de una solución de bajo costo, supuse que valía la pena intentarlo incluso si no funcionaba.

Luego de varios meses de trabajar en este escritorio andante, ahora camino *entre 8 y 16 kilómetros más cada día*. Al término de cada "día de caminata", como decidí llamarle, ya no me duele la espalda. Mis niveles de energía han aumentado notablemente, en contraste con aquellos días en los que tengo que sentarme durante juntas, en el coche o en vuelos de avión.

Si te resulta remotamente práctico, haz la prueba con algo así para incrementar tu actividad física, incluso si sólo lo pones en práctica en casa. Tengo un amigo que se obliga a ver deportes a bordo de su caminadora para hacer un poco de ejercicio en compañía de sus atletas favoritos. Otra alternativa es un escritorio de pie o convertible que se eleve y descienda para trabajar de pie y sentado.

Si trabajas de pie es recomendable alternar entre estar parado y sentado. Estar de pie durante periodos prolongados puede suponer un esfuerzo innecesario si no caminas o te sientas de vez en cuando. También existen adaptadores que se aseguran a escritorios estacionarios y te permiten elevar y descender el monitor y teclado según tu postura.

Todas estas opciones se están popularizando en los espacios de trabajo. Las empresas se están dando cuenta de la reducción de costos pues se disminuyen las ausencias por enfermedades ocasionadas por sentarse en exceso. Varias compañías en las que he trabajado cuentan con estaciones de trabajo andantes y compartidas en las que los empleados pueden revisar sus correos. Hace poco un amigo me contó que utilizó una de estas estaciones para terminar su capacitación anual en línea.

Si tu empresa no cuenta con escritorios andantes o de pie (no pierdes nada con preguntar), coloca tu laptop o monitor en un estante que te permita ponerte de pie de vez en cuando para trabajar. Consigue un atril, soporte de pared u otro artefacto con el que puedas leer y trabajar parado. Por lo menos intenta leer en una bicicleta fija o camina mientras escuchas un audiolibro o haces llamadas.

- Para comer hoy mismo selecciona un alimento con una proporción equilibrada de carbohidratos y proteínas de 1 por 1. Evita aquellos cuya proporción sea mayor a 5 por 1.
- En tu casa, coloca los alimentos más saludables en un estante a la mano o en un tazón en la barra de la cocina.
- Identifica en este momento una forma de trabajar *sin* estar sentado. Pruébala mañana.

4 Adopta mejores hábitos

El azúcar es la nueva nicotina

El azúcar es una toxina. Desencadena diabetes, obesidad, enfermedades cardiovasculares y cáncer. Debido a las dosis que consumimos hoy en día —más de 68 kilos por persona *al año*—, el azúcar y sus derivados son responsables de más muertes que la cocaína, la heroína u otras sustancias controladas.

Un informe ofreció una descripción muy acertada del azúcar: "dulce para las células cancerosas". El azúcar acelera el envejecimiento y la inflamación en el organismo, como consecuencia, estimula el crecimiento de tumores. Ahora queda claro que si reduces tu consumo diario de azúcar, disminuyes tus posibilidades de padecer cáncer.

Conforme salen a la luz más estudios, incluso los niveles de glucosa en el espectro más elevado de lo que se considera "normal" (82 a 110 mg/dL) tienen consecuencias adversas en la salud a largo plazo. Se han relacionado los niveles de glucosa en el espectro más elevado del rango normal con el encogimiento significativo del cerebro. Cuanto más azúcar consumas, mayores serán los niveles de inflamación en el organismo. Esto acelera el envejecimiento, por dentro y por fuera. No existe ninguna razón válida para consumir cualquier tipo de *azúcares añadidos* más allá de los que ofrecen las frutas enteras y las verduras.

Eliminar *todo* el azúcar de tu dieta mañana es igual de realista que pedirle a un fumador de toda la vida que lo deje de repente. Tal vez sería más difícil porque los azúcares forman parte de una variedad de alimentos, productos, eventos y celebraciones. El azúcar también tiene una ventaja injusta: manipula nuestros cerebros para que consumamos cada vez más cantidad con el paso del tiempo.

Pese a esto, tienes la responsabilidad de protegerte. Comienza con reducir la ingesta de azúcar *añadido*. Las bolsitas que le pones al té o al café no son las únicas que constituyen el azúcar añadido. En la mayoría de los casos, los alimentos preparados y empaquetados que consumes lo contienen.

Revisa la información nutricional e identifica los gramos totales (g) de azúcar. Cuanto más se acerque a cero, mejor. Cualquier producto empacado con más de 10 gramos de azúcar es más de lo que necesitas en una sola porción. Si bien la Asociación Estadunidense de Cardiología recomienda limitar el consumo de azúcar añadido a 25 g (6 cucharaditas al día) en el caso de las mujeres y 38 g en el caso de los hombres (9 cucharaditas al día), lo ideal es mantener el consumo diario en cifras de un dígito. Recuerda, en términos nutricionales, no hay necesidad alguna de comer alimentos con azúcares añadidos.

Los sustitutos son un parche de nicotina

Olvida el debate de qué derivado o sustituto del azúcar es "menos nocivo". Cualquier cosa que le otorgue un sabor dulce a tus alimentos o bebidas te producirá antojos de alimentos poco saludables más tarde. Incluso si crees que el edulcorante orgánico apto para diabéticos más novedoso es bueno para la salud, a la larga te perjudicará. Una vez que tu lengua entre en contacto con un sabor dulce, comienza un ciclo que te llevará a comer más azúcar durante el día.

Acostumbraba a ponerle un sustituto de azúcar y crema a mi café todas las mañanas. Luego de algunas tazas, tenía antojo de cosas dulces durante el día. Casi todos los días me tomaba un par de refrescos de dieta y por la tarde, algún refrigerio dulce. Hasta que hace un par de años decidí eliminar el edulcorante artificial de mi café. También reemplacé la crema endulzada por leche de coco sin endulzar y con ello eliminé los sabores dulces de mi rutina matutina. De este modo, abstenerme de refrescos de dieta y botanas dulces fue mucho más sencillo.

Examina tu rutina diaria. Piensa qué podrías hacer para dominar el antojo de azúcar en el día. Estos son los ingredientes que debes evitar: néctar de agave, aspartame, jarabe de maíz, dextrosa, fructosa, concentrado de jugo de fruta, jarabe de maíz de alta fructosa, miel, maltitol, sacarina, sorbitol, stevia, sacarosa, sucralosa y azúcar. Si bien es probable que algunos sean mejores que otros, cuanto más eludas cualquier endulzante añadido, después tendrás menos antojo de alimentos dulces.

Si consumes menos azúcares y sustitutos, tu organismo observará beneficios muy pronto. Estudios recientes indican que reducir el consumo de fructosa produce cambios notorios en tan sólo dos semanas. Cuando reduzcas este deseo biológico por los sabores dulces, requerirás menos fuerza de voluntad para decirle que no al pastel.

Tómate dos cada veinte

El acto de sentarse aumenta el tamaño del trasero. Cuando expertos examinaron resonancias magnéticas de los tejidos del músculo, descubrieron que sentarse durante periodos prolongados presiona las células y ocasiona que el organismo produzca 50 por ciento más grasa de lo normal. Este estudio sugiere que cuando se ejerce fuerza en una zona específica del cuerpo durante un periodo prolongado, el tejido graso se expande. Incluso si te ejercitas con regularidad, sentarse durante muchas horas seguidas incita a las células grasas a congregarse cerca de tu trasero.

Si no tienes más remedio que pasar varias horas al día sentado, por lo menos no lo hagas ininterrumpidamente. Si permaneces sentado durante horas, tus niveles de glucosa e insulina se dispararán de forma peligrosa. Para contrarrestar estas subidas haz pausas con regularidad. En entornos experimentales, incluso tomar caminatas pausadas de dos minutos cada veinte minutos resultaba suficiente para estabilizar los niveles de glucosa en la sangre.

No te preocupes, hacer pausas cada veinte minutos no te desconcentra. Contrario a lo que hubiera creído, hacer pausas frecuentes cuando se trabaja en labores mentales mejora la creatividad y la productividad. En cambio, no hacerlo, produce estrés y fatiga. Un profesor de administración dijo que la concentración mental es similar a un músculo que se cansa con el uso prolongado. Necesita un periodo de descanso para recuperarse. Levantarse por el bien del cuerpo también beneficia la mente.

Examina tu entorno y considera cómo prevenir el sedentarismo. Organizamos nuestras vidas en torno a la conveniencia, de tal forma que todo lo que necesitamos está al alcance de la mano. Esto se traduce en sentarnos durante lapsos prolongados sin tener que levantarnos, movernos, ni interactuar con otras personas. Organiza tu casa y oficina para alentar el movimiento y no la conveniencia.

- Identifica el contenido de azúcar en tu platillo o refrigerio favorito. Si es mayor a 10 g, sustitúyelo por otro.
- Selecciona un alimento o bebida que suelas endulzar —con azúcar o edulcorante artificial— y durante una semana consúmelo sin el edulcorante.
- Cuando tengas que permanecer sentado durante lapsos prolongados, ponte de pie, camina o estírate cada veinte minutos.

5 Estimula tu sistema inmune

Juzga la comida por el color de su piel

Los beneficios de una dieta rica en frutas y verduras están tan bien documentados que no vale la pena repetirlos. Consumir los alimentos naturales adecuados mantiene a raya las enfermedades, te permite vivir más tiempo, te hace verte mejor y te proporciona más energía. No obstante, la mayoría no come suficientes frutas y verduras, en cambio, consume alimentos innecesarios en grandes cantidades.

No existe una forma rápida de establecer cuáles son los alimentos más sanos. Recibimos consejos contradictorios de distintas fuentes. Después, cada que vamos a hacer la compra al supermercado o pedimos en un restaurante, nos enfrentamos a un sinnúmero de alternativas.

Un atajo mental eficiente consiste en juzgar las frutas y verduras por el color de su piel. En términos generales, los productos de colores oscuros y vivos son la mejor opción. Si es verde, adelante. Brócoli, espinacas, col rizada, *bok choy*, apio, pepinos, pimiento, calabaza y otras verduras de hoja verde oscura tienen muchos beneficios para la salud. También elige frutas y verduras rojas o azules, pues son fuentes de nutrientes benéficos. Manzanas, pimientos, frambuesas, fresas, tomates y casi cualquier fruta o verdura cuya piel sea colorida.

La próxima vez que estés en el supermercado, comienza por la sección de frutas y verduras de piel oscura. Dedica el tiempo que haga falta antes de seleccionar los otros productos. Al llegar a casa, prepara un plato colorido y diverso. Al comer fuera, pide verduras de hoja verde en vez de granos. Pide lo que le pondrías a un sándwich, pero en vez de pan, espinaca o lechuga romana.

Una vacuna para el resfriado común

¿Qué pensarías si alguien te dijera que por fin existe una vacuna para el resfriado común? Un experimento sugiere que dormir bien por la noche podría ser la respuesta. Los participantes de este estudio reportaron la calidad de su descanso durante catorce noches consecutivas. Después los pusieron en cuarentena y les suministraron gotas nasales que contenían un rinovirus (resfriado común). Los investigadores monitorearon a los participantes los cinco días posteriores para comprobar si se manifestaba el resfriado. El experimento reveló que *las probabilidades de resfriarse* de los participantes que habían dormido menos de siete horas antes de estar expuestos al rinovirus *casi se triplicaban.*

Incluso si no lo percibes, dormir bien por la noche altera lo que ocurre en tu organismo. La falta de sueño incrementa la presión sanguínea, la inflamación y el riesgo de padecer enfermedades cardiovasculares e infartos. Estos resultados sugieren que el sueño es una prioridad absoluta cuando eres susceptible a contraer un resfriado o gripa.

Por ejemplo, es importante que duermas bien durante la temporada de resfriados y gripes para que tu sistema inmune se proteja de la cepa más reciente que ronda tu oficina. Cuando tu rutina de sueño está en riesgo debido a viajes u otros motivos, planea tu agenda para dormir el tiempo necesario. Esto te ayudará a tener las defensas altas cuando corres más riesgo de enfermarte.

En la cama, la calidad es mejor que la cantidad

Es sencillo pasar ocho horas en la cama y sentirse cansado la mañana siguiente. Puedes estar acostado nueve horas y sólo dormir profundo cinco. El problema es que el tiempo que pasas dando vueltas en la cama no cuenta. Tampoco es saludable levantarse a mitad de la noche y no poder volverse a dormir.

Como parte del experimento de la sección anterior en el que se ponía en cuarentena a un grupo de personas y después se les inyectaba un rinovirus, a los participantes también se les evaluaba la *calidad* o eficiencia del sueño. Para calcular la puntuación de la "eficiencia del sueño" de cada participante, los investigadores les preguntaban a qué hora se habían dormido, a qué hora se habían despertado, cuánto tiempo les había tomado conciliar el sueño, cuántas veces se habían despertado y cuánto tiempo se habían mantenido despiertos a lo largo de la madrugada.

Los expertos descubrieron que la eficiencia del sueño es más influyente que la duración total del sueño, por lo menos cuando se trata de repeler el resfriado común. Los participantes cuyo puntaje había sido menor durante catorce días antes de la exposición al rinovirus tenían 5.5 *más probabilidades de contraer un resfriado*. La calidad del sueño resultó más fundamental que la cantidad por un margen bastante amplio.

Primero concéntrate en descansar adecuadamente. Toma en cuenta tu dieta, actividades y entorno; después enfócate en prolongar las horas que duermes.

- Cada vez que vayas al súper, empieza por meter al carrito frutas y verduras de colores llamativos.
- Cuando las distracciones amenacen tu rutina normal, planea con anticipación para asegurarte de dormir bien esa noche.
- A medida que hagas ajustes para dormir mejor, mide tu progreso. Anota la hora a la que te dormiste y despertaste. Después mide la calidad de tu descanso en una escala del 1 al 10.

---

6 Decisiones sobre el estilo de vida que importan

Ponte un par de genes nuevos

Los genes malos no son pretexto para llevar una vida poco saludable. Como mencioné al principio de este libro, padezco un trastorno raro que es equivalente a perder la lotería de la genética. Sin embargo, lo peor que podría hacer sería culpar a mis genes y usarlos como excusa para tomar malas decisiones.

Hoy en día los científicos están revelando que las elecciones concernientes a nuestro estilo de vida pueden suscitar cambios rápidos y dramáticos a nivel genético. Incluso con antecedentes familiares de obesidad o enfermedades cardiovasculares, te beneficiarás de una dieta más sana, más movimiento y sueño de calidad. Las decisiones relativas a tu estilo de vida pueden ser más influyentes que tus antecedentes genéticos. Según un estudio que se condujo en más de 20,000 adultos, el simple hecho de mantenerse activo se relaciona con una reducción de 40 por ciento en la predisposición genética a la obesidad. Si bien tus genes facilitan que te vuelvas obeso, no previenen que te mantengas saludable.

Otro experimento demostró que los participantes que durante tres meses realizaban cambios radicales en su estilo de vida, desde dieta a ejercicios, provocaban que la actividad de cerca de 500 genes también se modificara. Los genes que previenen las enfermedades registraron mayor actividad, en cambio, aquellos que las promueven registraron menor actividad. Una de las mutaciones genéticas más potentes para las enfermedades cardiovasculares puede sufrir alteraciones. El consumo elevado de frutas y verduras casi niega el efecto de esta mutación que predispone a la gente a desarrollar enfermedades cardiovasculares.

Si bien no es posible cambiar por completo los genes, queda claro que es factible alterar su expresión y el efecto subsecuente que tienen en tu salud a lo largo de los años. Es evidente que no puedes borrar tus antecedentes familiares, no obstante, *puedes cambiar el futuro de tu familia* al tomar mejores decisiones a partir de hoy.

Si mides te mueves más

Un pequeño secreto de las ciencias médicas y sociales consiste en que *el monitoreo por sí mismo origina mejoras*. Cuando en una investigación se analiza el efecto de un procedimiento quirúrgico, el simple hecho de pedirle a la gente que monitoree un resultado específico aumenta las probabilidades de que éste mejore. Si bien esto se limita a los experimentos científicos, puedes aprovecharlo.

Si quieres incrementar tu actividad, calcula cuánto te mueves. Cuando se le pide a determinadas personas usar un podómetro como estrategia para probar el producto, caminan por lo menos *un kilómetro y medio más* todos los días. Los niveles generales de actividad aumentan 27 por ciento. El índice de masa corporal (IMC) disminuye, lo mismo que la presión sanguínea.

Además de podómetros —que se encuentran hasta por 60 pesos—, hoy en día existen herramientas más sofisticadas. Existen cientos de aparatos cuyo objetivo es medir tus movimientos a lo largo del día: brazaletes, collares, relojes GPS y otros aparatos de bolsillo o adheribles.

Algunas de estas herramientas también monitorean la duración y la calidad del sueño. Otras miden la frecuencia cardiaca y te alertan cuando llevas un lapso prolongado inactivo. También puedes lograr mucho con un acelerómetro o GPS en un teléfono inteligente.

Ya sea que prefieras la alta tecnología o la más básica o que no te guste la tecnología, encuentra el modo de monitorear o subir tu actividad a la red. Esto te motivará a establecer metas específicas, otro punto clave para añadir movimiento a tu rutina. Aún más benéfico sería comparar tus niveles de actividad con los de otros colegas. Como mínimo, monitorear tu actividad le otorga prioridad.

Tu objetivo: 10,000

Una vez que encuentres una forma de monitorear tu movimiento, establece una meta para tu actividad física diaria. Uno de los métodos más comunes es contar el número de escalones que subes o bajas al día. Casi cualquier podómetro o aparato lo monitorea y te muestra tus pasos recorridos.

Cuando comencé a contarlos, en un día normal daba 5,000 pasos. Hasta que recibí esta información a diario caí en cuenta de lo sedentario que me había vuelto. Después de llevar un control continuo durante un año, llegué a un promedio de 8,000 pasos diarios; ahora doy más de 10,000 pasos al día de manera rutinaria. Cada noche, lo último que reviso antes de acostarme es mi conteo de pasos. Esta cifra es un indicador decente de si mi cuerpo tuvo un día activo o uno difícil.

Según estudios recientes, dar 10,000 pasos al día es un buen objetivo para la actividad física en general. Esta cifra equivale más o menos a ocho kilómetros, lo cual no resulta nada desalentador como suena una vez que comienzas a sumar todos tus movimientos diarios. Del otro lado del espectro, a quienes caminan menos de 5,500 pasos se les considera sedentarios.

Cuando especialistas compararon la cifra promedio de pasos al día entre varios países, descubrieron que el estadunidense promedio se queda por debajo de la línea sedentaria: sólo camina 5,117 pasos al día. En contraste, el australiano promedio camina 9,695 pasos al día, casi dos veces más que el estadunidense promedio. Esto ayuda a explicar por qué el índice de obesidad de Australia es de tan sólo 16 por ciento, mientras que el de Estados Unidos es de 34 por ciento.

Las buenas noticias: superar la cifra más baja y caminar los recomendados 10,000 pasos conlleva beneficios significativos, desde bajar de peso a mantener a raya la diabetes. Comienza con cosas pequeñas cada día para incrementar tu total. Si vives en una ciudad, camina al café siguiente del más cercano. En vez de buscar un lugar para estacionarte justo frente a la entrada, hazlo hasta el final.

Cada hora, intenta acumular un par de cientos de pasos en torno a tu casa u oficina. Toma una caminata rápida de treinta minutos durante tu hora de comida, lo cual podría acumular 3,000 pasos. Practica un deporte activo durante una hora para aumentar entre 8,000 y 10,000 pasos. Si no pudiste llegar a 10,000 en un día, intenta llegar a por lo menos 70,000 en la semana para compensar.

- Planea hoy tus comidas en torno a frutas y verduras para cambiar la expresión de tus genes mañana.
- Selecciona un método para medir tus movimientos diarios. Utiliza un podómetro, reloj, gps, teléfono inteligente o internet para comenzar a monitorear tu actividad física hoy mismo.
- Tu objetivo: 10,000 pasos al día o 70,000 a la semana.

7 Organiza tu día para tener más energía

Sé menos refinado

Somos adictos a los carbohidratos refinados. Una publicación alegó que los carbohidratos son "más adictivos que la cocaína" y concluyó: "En el centro del universo de la obesidad se encuentran los carbohidratos, no la grasa". Un equipo de investigadores de la Universidad de Harvard declaró en el *Journal of the American Medical Association* que los carbohidratos son "un nutriente que los humanos no necesitan en lo absoluto". Otro estudio sugiere que comer menos carbohidratos frena el aumento de la incidencia del cáncer hasta 50 por ciento.

No obstante, prescindir de los carbohidratos refinados por completo sería caminar cuesta arriba. La mayoría de los animales, incluidos los humanos, han evolucionado y ahora prefieren los carbohidratos por encima de la proteína. Además, estimulan los centros de dopamina en el cerebro que brindan placer. Son baratos y prácticos. Adondequiera que voltees te encuentras con pasta, pan, papas fritas o un tazón de arroz. Supongo que esto explica por qué aún me cuesta tanto trabajo elegir una ensalada por encima de un sándwich.

Haz todo lo posible por sustituir los carbohidratos *refinados* con verduras cuando prepares o pidas un platillo. Obtienes la cantidad suficiente de carbohidratos de las frutas, verduras y proteínas. Procura reducir el consumo de pasta, pan, arroz y sobre todo, papas fritas. Evita que la mayoría de los carbohidratos refinados siquiera llegue a tu plato.

De ese modo no necesitarás fuerza de voluntad sobrehumana para resistir lo que tienes en tus narices durante una comida. En vez de papas fritas, galletas o barras, busca refrigerios naturales como nueces, zanahorias, manzanas, apio, frituras de col rizada o semillas. Después evita los carbohidratos procesados y refinados a como dé lugar. Recuerda, en este caso "refinado" no significa "mejor" ni "mejorado".

El estilo familiar nos está haciendo engordar

Cuando servimos la comida al "estilo familiar", de platos, tazones o platones grandes colocados al centro, la gente come más. Un estudio expuso que las mujeres comen 10 por ciento más. Si la comida se sirve en la mesa y no en la barra de la cocina, los hombres se terminan primero su primera porción y *comen 29 por ciento más.*

Para evitar comer más de la cuenta, deja los platos para servir en la cocina, en la barra o en otro lugar que le exija a los comensales ponerse de pie y retirarse de la mesa para servirse más. Esto le permitirá a tu familia y amigos ser selectivos y servirse sólo lo que quieren. También les ayudará a evitar comer demasiado y llenarse en exceso.

Una vez que retires los platones de la mesa, te darás cuenta de que la gente se parará menos para servirse más. Algunos preferirán permanecer sentados para evitar que se les juzgue por comer de más. Otros lo harán porque ponerse de pie exige esfuerzo. En todo caso, observa cómo has canalizado la presión social hacia una dirección positiva.

Cuando cocines para ti y tu familia nuclear y hagas comida de más para luego recalentarla, guarda esas porciones antes de sentarte a comer. Si dejas la comida extra fuera, alguien terminará comiendo más de lo que había planeado.

Quema calorías *después* de entrenar

Si bien un par de horas de actividad física al día parece un reto abrumador, no lo es cuando reviertes la ecuación. Si alguien te pidiera que evitaras 23 horas de inactividad al día, creo que estarías totalmente de acuerdo con este consejo. No obstante, sin que se requiera esfuerzo intencionado, es fácil pasar 23 horas al día sentado, durmiendo o moviéndose despacio.

Examina la distribución de tus movimientos en un día normal. Comienza por hacer cuentas sencillas y suma cuánto tiempo pasas sentado al día. Haz todo lo posible por reducirlo. Después concéntrate en hacer cualquier cosa que te acelere el ritmo cardiaco un poco más de lo habitual.

Cualquier entrenamiento tiene la capacidad de quemar calorías. No obstante, cuando aumentas la intensidad, sigues quemando calorías muchas horas después de terminado el entrenamiento. Estudios recientes sugieren que la actividad vigorosa puede aumentar el beneficio total de un entrenamiento cerca de 50 por ciento durante el transcurso de un día completo. Cuando participantes de un experimento se subieron a una bicicleta fija y pedalearon con intensidad durante 45 minutos, gracias al ejercicio quemaron 420 calorías. Sin embargo, lo más interesante es lo que ocurrió en las siguientes 14 horas: los participantes quemaron un promedio de 190 calorías adicionales.

Cuando ejercites, esfuérzate por llegar al punto en el que sería difícil mantener una conversación. O utiliza un monitor de ritmo cardiaco para asegurarte de que estés en la zona adecuada. Si puedes mantenerte en este punto buena parte del entrenamiento, tu cuerpo seguirá beneficiándose horas después de haber terminado de ejercitarse.

- Sustituye las papas fritas, galletas y barras por nueces, semillas, manzanas, apio y zanahorias.
- Siempre deja los platones para servir en la cocina; no los presentes en la mesa.
- Haz una hora de actividad vigorosa para quemar calorías todo el día.

---

8 Por qué es importante elegir el momento oportuno

Estómago vacío, malas decisiones

Cuanta más hambre tengas, más difícil será resistir los alimentos dañinos. Cuando tienes el estómago vacío, los niveles de glucosa descienden. Esto aumenta el antojo de alimentos como hamburguesas, pizza, *brownies* y helados. Cuando expertos analizaron resonancias del cerebro para averiguar por qué sucede esto, encontraron que el organismo se concentra en alimentarse con productos ricos en calorías porque quiere estabilizar los niveles de glucosa.

Tener el estómago vacío también provoca que comiences tu comida con los alimentos incorrectos, incluso si tienes varias alternativas. Un experimento descubrió que era *dos veces* más probable que los estudiantes a quienes se les pedía ayunar de la cena a la comida del día siguiente, comenzaran su comida con un bollo o papas fritas, a diferencia de un grupo controlado que comió a sus horas. Por el contrario, la mayoría de las personas en el grupo controlado comenzó con verduras.

Para evitar morirme de hambre, decidí guardar una bolsa de nueces mixtas en mi maletín de trabajo. Este refrigerio casero me acompaña a todas partes, por si me encuentro en una situación en la que no tenga alternativas saludables a la mano. No sólo me ayuda a satisfacer mis antojos, también sirve como respaldo cuando tengo juntas o eventos con poca variedad de alimentos.

Si no estás en casa, lleva bolsitas con nueces, frutas o verduras por si te da hambre. Mantén estos refrigerios cerca para satisfacer los antojos de mediodía. Cuando preparas alternativas saludables por adelantado, es sencillo evitar malas decisiones de último minuto.

La regla de la comida de 20 minutos

Cuando comes demasiado rápido, tu sistema digestivo no tiene tiempo suficiente para enviarle un mensaje al cerebro que diga "estás lleno". Así que sigues comiendo y terminas comiendo demasiado. Cuando comes de más, disfrutas menos las cantidades excesivas, a diferencia de los primeros bocados sabrosos. Así que cuando te apresuras para comer comes más de lo necesario y disfrutas menos.

Comer rápido no sólo fomenta el consumo excesivo, también casi duplica el riesgo de tener obesidad e incrementa 2.5 veces tus posibilidades de padecer diabetes tipo 2. Por el contrario, si comes despacio y te tomas el tiempo para disfrutar cada bocado, comerás menos y evitarás estos efectos adversos.

Comer rápido también puede provocar malestar después de comer. Cuando comes demasiado rápido filtras demasiado aire al tracto digestivo. Esto sobrecarga el estómago y ocasiona que produzca más ácido. El resultado es acidez o lo que técnicamente se conoce como reflujo gastroesofágico. Un estudio reveló que dedicarle cinco minutos, y no treinta, a comer, aumenta 50 por ciento el riesgo de tener reflujo.

En palabras de un experto, si masticas la comida adecuadamente, *una comida debería durar por lo menos 20 minutos*. Ir más despacio también le permite a tu estómago y cerebro darse cuenta de que se están llenando. Incluso cuando la comida a domicilio es la única opción, hay cosas que puedes hacer para retardar tu consumo.

Algo tan simple como obligarte a bajar la comida, el brazo, tenedor o cuchara entre cada bocado puede evitar que te metas la comida en la boca demasiado rápido. Saborea los primeros bocados de cada platillo. Aprende a disfrutar el *proceso* de comer alimentos saludables.

Muévete temprano para estimular tu estado de ánimo durante 12 horas

Cuando un equipo de investigadores le pidió a un grupo de estudiantes universitarios que se ejercitara y al día siguiente monitorearon su estado de ánimo, hicieron un descubrimiento sorprendente. Luego de 20 minutos de un entrenamiento entre moderado e intenso, los estudiantes se encontraban de mejor humor, a diferencia de un grupo controlado de estudiantes que no se ejercitó. Los investigadores esperaban este resultado a partir de descubrimientos anteriores. Lo que les sorprendió fue la *duración* de esta mejoría anímica. Los estudiantes en el grupo que se ejercitó se siguieron sintiendo bien durante el día. Estuvieron de mejor humor dos, cuatro, ocho e incluso doce horas después.

Sólo veinte minutos de actividad moderada podría mejorar tu estado de ánimo considerablemente durante doce horas seguidas. Así que si bien entrenar en la noche es mejor que no hacer ninguna actividad física, te pierdes de este estímulo durante el sueño. Ejercitar *antes* de desayunar y no después también puede contribuir a quemar más grasa y mejorar la tolerancia a la glucosa. Ejercitarte temprano te libra de sentirte culpable por aplazarlo y te brinda energía adicional para el resto del día.

En vez de pensar que el ejercicio matutino te despojará de toda tu energía —como sucede los primeros días hasta que te habitúas a tu rutina—, recuerda que con el tiempo te dotará de más energía. Además de sentirte y verte bien, estudios sugieren que los periodos de actividad vigorosa brindan mayor capacidad mental y creatividad. Ejercitarte en la mañana te permitirá aprovechar el estímulo anímico de doce horas.

- Elige un refrigerio saludable de emergencia hoy mismo. Llévalo contigo adondequiera que vayas.
- Procura que cada una de tus comidas dure por lo menos veinte minutos.
- Ejercítate en la mañana para estar de mejor humor y tener más capacidad mental durante todo el día.

---

9 Soluciones rápidas

La primera orden ancla la mesa

Si compartes la mesa con muchas personas, es probable que comas más. Cuando la gente come fuera con una persona, come 35 por ciento más que cuando está sola. Compartir una comida con más de cuatro personas incrementa el consumo 75 por ciento. Cuando la gente come en grupos de siete o más, come 96 por ciento más que cuando lo hace a solas. Cuando comes fuera con amigos, las expectativas sociales modelan tus decisiones más de lo que te imaginas.

"Anclaje" es un concepto que se emplea en las ciencias cognitivas para describir el hecho de que las personas confían demasiado en la primera información que escuchan. Si alguien te ofrece un producto por 100 dólares, creerás que si lo compras a 75 dólares es una oferta. Con casi cualquier compra, pequeña o grande, la etiqueta del precio es un ancla para todos los descuentos y negociaciones.

El mismo fenómeno ocurre cuando cenas fuera con amigos. La primera persona que anuncia qué va a pedir, es el ancla del grupo. Si esta persona se inclina por una opción saludable, presiona a todos los demás en la mesa para que hagan lo mismo.

La próxima vez que comas fuera con un grupo de gente, identifica si tus decisiones influyen a los demás. Si planeas pedir algo sano, comparte tu selección con tus amigos mientras revisas el menú. O sé el primero en pedir y ancla a los demás para que sus elecciones sean más acertadas.

Muévete con los dos lados

Cuando las llantas de un coche no están bien alineadas, se inclina hacia un lado en vez de avanzar en línea recta. Con el tiempo, la mala alineación desgasta las llantas de manera desproporcionada. Ocurre un problema similar cuando los movimientos de tu cuerpo no están alineados ni equilibrados. Emplear más un lado del cuerpo que otro puede deteriorarlo de manera asimétrica y con el tiempo, causarte serios problemas en la espalda.

Si necesitas cargar una bolsa o un bolso más de una cuadra, cámbialo de lado con frecuencia o utiliza una mochila para distribuir la carga. Me he dado cuenta de que es útil alternar cuando cargo a mis hijos. Incluso cuando camino de la tienda a mi casa me he acostumbrado a cargar dos bolsas ligeras en vez de una pesada en mi mano con más fuerza.

Cuando utilices una computadora, comprueba la alineación de tu teclado, pantalla y silla. Después combínalo para minimizar los movimientos repetitivos. Si estás acostumbrado a operar el *mouse* con la mano derecha, intenta hacerlo con la izquierda.

He llegado a colocar dos *trackpads* de lado derecho e izquierdo de mi computadora para obligarme a emplear los dos brazos. Después de un par de años de hacerlo se me quitó el dolor crónico en la muñeca y la espalda. Otra opción es alternar entre *trackpad*, *trackball*, pantalla táctil y cualquier otro aparato de entrada en vez de confiar exclusivamente en el *mouse* y en tu mano con más fuerza.

Utiliza el mismo principio con tu teléfono. Cambia la mano que utilizas o el oído por el que escuchas. Haz lo posible por variar y mantener ambas partes de tu cuerpo en equilibrio.

Evita la luz en la noche

La luz artificial antes de meterte a la cama te puede quitar el sueño. La exposición a la luz durante las horas previas a la hora de dormir suprime los niveles de melatonina. Los niveles bajos de melatonina impiden conciliar el sueño, reducen la calidad del descanso e incluso podrían aumentar el riesgo de tener presión sanguínea alta y diabetes.

La melatonina tiene un papel fundamental en la regulación de los ciclos del sueño y la vigilia. Para analizar las fluctuaciones de los niveles de melatonina, un equipo de investigación monitoreó a 116 voluntarios saludables durante cinco días consecutivos. Los investigadores insertaron un catéter intravenoso en el antebrazo de todos los sujetos. Así midieron los niveles de melatonina de forma constante. Descubrieron que la exposición a la luz brillante antes de dormir disminuía el efecto benéfico de la melatonina durante 90 minutos, a diferencia de la exposición a la luz tenue.

Una conclusión de esta investigación emergente es considerar el uso de luz de interiores. Abre las persianas e ilumina con luz brillante *durante el día*. En áreas de trabajo utiliza focos "blancos, de luz fría", de temperatura de color cercana a los 6500 K, cuyo objetivo es imitar la luz natural. Estos focos emiten luz adicional de la parte azul del espectro, en contraste con la luz amarillenta que emiten los focos incandescentes tradicionales. Esta luz eléctrica de tono azul y la luz de sol natural retardan la producción de melatonina y te ayudan a estar más alerta.

Utiliza luz "cálida" o más amarilla, de temperatura de color cercana a los 3000 K, en las habitaciones y otras áreas en las que transcurren tus noches antes de la hora de dormir. *En la noche disminuye* todas las luces artificiales. Evitar luz brillante o de tonos azules en la noche le permite a tu organismo producir melatonina extra y te ayuda a conciliar el sueño. Depender de la luz natural o atenuar las luces por la noche (los reguladores de intensidad son accesibles y ahorran electricidad) también mejorará la calidad de tu descanso.

Elimina toda la luz posible en tu habitación. Si lees en la cama en la noche, utiliza una luz para leer discreta, en vez de iluminación elevada más brillante. Incorpora cortinas que oscurezcan la habitación, cubre toda luz artificial de relojes o aparatos electrónicos y retira cualquier distracción.

- Cuando comas fuera elige algo sano y pide primero. Los demás notarán tu decisión acertada y quizá sigan el ejemplo.
- Piensa en uno de tus movimientos más repetitivos, como utilizar el celular, la computadora o cargar una bolsa pesada. Intenta hacerlo alternando entre la mano derecha e izquierda.
- Emplea luz brillante para mantenerte alerta durante el día. Atenúa las luces en la noche y bloquea toda la luz en tu habitación.

10 Cómo tomar decisiones más sabias

Dale prioridad a la proteína

Estudios han demostrado que el consumo de ciertas fuentes de proteína proporciona los nutrientes necesarios para el organismo, sin los efectos negativos de los *hot-dogs*, las hamburguesas o los sándwiches de *pastrami*. Aunque está bien comer carne de vez en cuando, es posible obtener la proteína necesaria de fuentes vegetales.

Consumir más proteína de frutas, verduras, nueces y pescado también incrementa el consumo de omega 3, deficientes en la mayoría de las dietas hoy en día. Los omega 3 son, en esencia, ácidos grasos que te protegen contra ciertas formas de cáncer, declive cognitivo, degeneración macular y enfermedades cardiovasculares. También tienen la facultad de reducir los síntomas depresivos y mejorar el estado de ánimo.

Un experimento reveló que los participantes que consumían omega 3 observaban una reducción de 20 por ciento en sus niveles de ansiedad y una disminución significativa en la inflamación del cuerpo, a diferencia de un grupo controlado. Según un estudio de 2012, las personas con niveles bajos de omega 3 incluso tienen *cerebros más pequeños* (según tomografías) y puntajes menores en pruebas elementales de habilidad mental. Las fuentes idóneas de omega 3 son el pescado, las nueces y las semillas; el salmón, las nueces de Castilla y la linaza son los mejores ejemplos.

Arma la mayoría de tus comidas en torno a proteína de fuentes vegetales y pescados y mariscos que contengan la menor cantidad de mercurio. Si buena parte de tus proteínas proviene de estas fuentes con mayor contenido de omega 3, a diario notarás la diferencia en tu bienestar.

Consumir la combinación adecuada de estos alimentos te puede estimular anímicamente y mejorar tu salud a largo plazo.

Come más

Frutas y verduras (espárragos, aguacate, frijoles, brócoli, coliflor, garbanzos, col, lentejas, chícharos, espinaca)

Nueces (almendras, nueces de la India, cacahuates, nueces pecanas, pistaches, nueces de Castilla)

Pescados y mariscos (platija, arenque, salmón, callo de hacha, camarones, lenguado, tilapia, trucha)

Carne blanca (pollo y pavo)

Lácteos (queso, crema, leche, yogurt)

Carne roja (res, pato, cordero, cerdo)

Carne procesada (tocino, carne enlatada, salami, salchichas)

Come menos

No le regales comida chatarra a tus amigos

En el supermercado, a la hora de racionalizar la compra de galletas, me resulta fácil pensar que "son para amigos" o para servirlas en una reunión. Lo que estoy haciendo es *transmitirle a los demás que valoro su salud y bienestar menos que los propios*. Según estudios, las personas compran alimentos menos saludables para los demás con más frecuencia que para ellas mismas. Cuando compran comida propia, se inclinan por alimentos equilibrados. Sin embargo, al elegir comida para familiares o amigos, la gente es más propensa a optar por comida chatarra.

Hasta que reflexioné al respecto, mis decisiones cuando tenía visitas eran tan malas como las de cualquiera. Mi plan habitual para recibir invitados era pedir pizza o poner unas hamburguesas en la parrilla. Después me di cuenta de que era hora de que considerara la salud de los demás tanto como la mía. Ponte en el lugar de tus amigos, familiares o invitados a cenar. ¿Con cuánta frecuencia acudes a algún sitio en el que las alternativas gastronómicas no son tan saludables ni diversas como te gustaría?

El problema es que la mayoría queremos alternativas saludables, pero asumimos erróneamente que los demás prefieren los alimentos poco sanos. Cambia este patrón en tus círculos sociales y comienza a llevar platillos más sanos a tus reuniones. Por lo menos le transmitirás a tus amigos que valoras su salud tanto como la tuya.

Encuentra la motivación para moverte

Si bien la mayoría sabe que debería ejercitarse con regularidad, la inmensa mayoría no lo hace. Sabemos que incrementar nuestra actividad física contribuye a lograr objetivos importantes (como bajar de peso) o resultados a largo plazo (vivir más). Sin embargo, cuando consideramos esos grandes objetivos finales a la distancia, puede ser difícil encontrar motivación en el presente. En vez de permitir que las metas a largo plazo te abrumen, piensa en razones específicas que te motiven personalmente para activarte hoy mismo.

Una de mis mejores inspiraciones a corto plazo es mejorar las relaciones con amigos, colegas y familiares. Cuando llevo todo el día sentado, me pongo de mal humor y se nota. Pero cuando me ejercito temprano, tengo más energía y mejor disposición todo el día. También hay más beneficios: una vez que he completado mi entrenamiento, siento que para medio día he logrado más de lo que suelo hacer en una jornada laboral completa. Mi lado superficial se da cuenta de que cuando hago ejercicio, mi piel adquiere otro color, así que luzco más saludable.

Una inspiración a largo plazo es ser un padre activo durante muchos años. Al conjuntar esta motivación con mis propios factores de riesgo, tengo más alicientes para tomar decisiones acertadas. Si el estilo de vida es capaz de prevenir dos tercios de todos los tipos de cáncer y estudios sugieren que el ejercicio prolonga la vida de los que padecemos cáncer, me resulta aún más sencillo tomar ese camino. Para recordarme esto todos los días, tengo fotos de mi esposa e hijos encima de mi escritorio y caminadora. Esto me recuerda que mantenerme activo es importante tanto para mis seres queridos como para mí.

Todos tienen factores de inspiración únicos. Algunos de los relatos más contundentes que he escuchado provienen de aquellos que han dejado de fumar porque sabían lo importante que sería para su pareja o hijos. Amigos que han bajado mucho de peso lo atribuyen a una solicitud emotiva de algún ser querido.

Está bien documentado que el ejercicio reduce el riesgo de padecer cáncer, enfermedades cardiovasculares, presión sanguínea elevada, obesidad y depresión. La actividad también disminuye el envejecimiento. Hay un sinfín de razones para activarte hoy.

- Investiga cómo obtener la mayor parte de tus proteínas de fuentes vegetales.
- Deja de regalarle a los demás alimentos que no comerías. Cuando compres comida para amigos o cocines para otros, considera qué es lo mejor para su salud.
- Piensa en un motivo sumamente personal para moverte más. Encuentra el modo de recordártelo a diario con una foto, nota o cita.

11 Mantente sano mientras trabajas

Evita que el trabajo te mate

Hoy en día *únicamente 20 por ciento de las profesiones exige actividad física*. Este cambio refleja un aumento en los casos de diabetes y en los índices de obesidad. Hoy por hoy es posible realizar un sinfín de tareas con el clic de un *mouse* y un par de tecleos. Si bien esto incrementa la eficiencia, lo hace a costa de nuestra salud.

Esta epidemia de inactividad abarca todo el mundo. De Estados Unidos a India y China, la tecnología —desde computadoras hasta lavadoras— minimiza la necesidad de labor manual y nuestra salud padece las consecuencias. La forma en la que cocinamos, limpiamos, trabajamos y elaboramos productos ya no implica actividad ardua.

Debido a estos cambios radicales en los niveles de actividad física, ahora tenemos que encontrar modos de incorporar movimiento deliberado en nuestra rutina diaria. Si trabajas en una oficina tradicional, a tu compañía le conviene asegurarse de que hagas cierto tipo de actividad durante la jornada laboral.

Estudios recientes sugieren que las empresas que les otorgan a sus empleados tiempo para ejercitarse incluso durante su horario laboral, no tienen ninguna pérdida. De hecho, han demostrado que se puede ser *más productivo* si las compañías le permiten a sus empleados ejercitarse *durante su jornada laboral*. Incluso cuando trabajas menos horas por semana, la compensación es absolutamente positiva tanto para ti como para tu empresa. Otros estudios han revelado que a medida que la actividad física de los empleados incrementa, observan un aumento significativo en las ganancias generales.

Encuentra un par de momentos al día para caminar vigorosamente. Pídele a un colega que se reúna contigo mientras caminan en vez de sentarse en un par de sillas cómodas. El difunto Steve Jobs era famoso por pedirle a sus colegas y clientes que sostuvieran reuniones mientras caminaban en su colonia. Cuando un reportero le preguntó por qué lo hacía, Jobs explicó que caminar le permitía pensar con más claridad.

Por lo menos asegúrate de levantarte varias veces a lo largo del día y desplazarte por la oficina. El trabajo propicia que engordes, te enfermes y te canses. Sin embargo, incorporar movimiento en tu rutina diaria amortigua el efecto de los trabajos sedentarios de nuestros tiempos. En palabras de un investigador destacado en temas de salud pública: "En muchos sentidos hemos hecho todo lo posible por renunciar a la actividad física, así que debemos encontrar el modo de integrarla de nuevo en nuestras vidas".

El peligro de comer en el escritorio

A principios de mi carrera profesional, comer con un grupo de amigos del trabajo era uno de los mejores momentos de mi día. A veces todos salíamos a comer, aunque buena parte de las veces comíamos en la cafetería. En todo caso, suponía un descanso mental del trabajo y me obligaba a levantarme y desplazarme. Más importante aún, era un rato de convivencia de calidad con amigos.

No obstante, a medida que las exigencias de mi trabajo aumentaron en el transcurso de los años, modifiqué mi patrón de comida. Casi todos los días me consideraba demasiado ocupado como para tomarme tiempo para comer, así que optaba por comer en el escritorio. Esto me permitía devorar mi comida lo más rápido posible, con frecuencia encorvado encima del teclado leyendo correos. Comer en el escritorio era una forma de "resolver" la comida en cinco minutos, a diferencia de los 50 minutos que me llevaba comer con un grupo de gente.

Justificaba comer en mi escritorio convenciéndome de que me hacía más productivo. En retrospectiva, comer en el escritorio tenía el efecto contrario. Era nocivo para la relación con mis colegas. Tenía menos energía, estaba menos satisfecho con mi trabajo al final de la jornada y contribuía con menos ideas.

Según una serie de estudios, cerca de dos tercios de los trabajadores comen en sus escritorios. Y la gran mayoría no se permite hacer pausas durante la jornada laboral. Esto puede resultar en falta de concentración y menos tiempo para el pensamiento creativo.

Convierte la hora de la comida en una pausa en medio de un día ajetreado. Toma una caminata corta. Si hace un buen día, sal a tomar aire fresco. O encuentra un lugar para comer con algunos amigos del trabajo. Que la hora de la comida sea un recordatorio para moverte y socializar.

Trabajar en estado de ebriedad

Duerme menos, cumple menos. Es así de simple. Según una investigación de la Escuela de Medicina de Harvard, para la economía estadunidense, la falta de sueño supone 63 mil millones de dólares al año únicamente en pérdidas de productividad. En palabras de uno de los investigadores a cargo del estudio: "Los estadunidenses no están faltando al trabajo por insomnio. Acuden a sus lugares de trabajo pero cumplen menos porque están cansados. En una economía sustentada en la información, es difícil encontrar un padecimiento que cause mayor efecto en la productividad".

Según un científico que ha estudiado este tema a detalle, *la pérdida de cuatro horas de sueño* produce las mismas disfunciones que consumir un paquete de *seis cervezas*. Toda una noche de insomnio es equivalente a un nivel de 0.19 por ciento de alcohol en la sangre. Esta cifra asombrosa duplica la mayoría de los límites legales.

Trabajar desvelado no es mucho mejor. Existe un motivo por el cual hoy en día cirujanos y pilotos están obligados a descansar antes de operar o pilotear un avión. En 2010, una aeronave 737 de Air India se estrelló y ocasionó la muerte de 158 personas. Cuando los peritos revisaron la grabación, escucharon "ronquidos nasales fuertes" en la cabina de mando. Este es sólo un ejemplo; cada año, cientos mueren en manos de personas que duermen muy poco.

Si te preocupa la calidad de tu trabajo y las relaciones con tus colegas, dale a tu sueño la prioridad que merece. Para lograrlo, tu trabajo debe ser satisfactorio. La calidad deficiente del descanso es casi dos veces más alta en aquellos cuyo trabajo les resulta insatisfactorio.

Incluso si tu trabajo no es el ideal, de ti depende que no sea motivo para mantenerte despierto todas las noches. Cualquier trabajo tiene la capacidad de mantenerte en vigilia ocasionalmente, sin embargo, me sorprende la cantidad de gente que pasa semanas, meses e incluso años lidiando con insomnio debido al estrés que le causa su trabajo. Es difícil concebir un empleo que valga la pena al grado de tolerar el daño que esto le inflige a la salud a largo plazo.

- Incorpora actividad física en tu empleo. Sostén una reunión de pie o caminando. Levántate y desplázate cada que hagas una llamada.
- Todos los días haz una pausa a medio día de por lo menos treinta minutos.
- Estructura tu horario laboral para dormir mejor. Ayuda a tu jefe y colegas a entender por qué dormir bien le conviene a todos.

12 La abstinencia

Los alimentos desechables

Algunos alimentos carecen de cualidades positivas para cualquiera. No obstante, lo primero que la mayoría hace cuando recibe una caja grande de dulces que no quiere es colocarlo en un lugar visible para que los demás coman. ¿Quién le diría que no a la comida gratis, no?

Hace algunos años, hablé con un grupo de líderes sobre la importancia del bienestar en el ámbito laboral. Después de mi charla recibí una cubeta enorme de dulces de parte de los organizadores del evento a manera de agradecimiento. Estoy seguro de que sus intenciones eran las mejores, pero dado el tema que abordé, me pareció irónico. Cuando regresé a la oficina hurgué en la cubeta en busca de algo remotamente sano. Nada. De veinte opciones, cada una estaba abarrotada de azúcar y carbohidratos refinados.

Para evitar comer estos dulces, lo primero que se me ocurrió fue algo que hacía con frecuencia: colocar la cubeta en la cocina compartida de la oficina o regalarle los dulces a alguien más. A medida que le daba vueltas al asunto, esa decisión dejó de tener sentido. Si dejaba la cubeta en la cocina, mis amigos y colegas los verían y se sentirían tentados a tomar dulces, y como resultado, estarían menos saludables.

Dado que más de un tercio de nuestro consumo de azúcar proviene de botanas, sentí que dejar los dulces para mis colegas no era lo correcto. Si estimo a las personas con las que trabajo, ¿por qué tentarlos a comer algo nocivo? Así que tiré toda la cubeta en el bote de basura. *Muchos alimentos están mejor en la basura que en tu estómago.*

La próxima vez que recibas un alimento poco saludable a modo de regalo, tíralo discretamente. Si después de una comida recibes un postre o un dulce de cortesía, no lo aceptes. Si el producto es sin lugar a dudas nocivo para tu salud, no te sientas culpable. No estás desperdiciando comida. Quizás estés salvando vidas.

Ayúdale a un abstemio a lograrlo

Cuando declinas un pedazo de pastel, es inevitable que alguien diga: "Ándale, un pedacito no te hace daño". Los seres queridos, los amigos y colegas siempre lo dicen. Lo hacen sin pensarlo mucho y sus intenciones no son malas.

No obstante, para aquellos que intentan comer bien y abstenerse de los postres azucarados, estos comentarios inocentes dificultan resistir la tentación. Pese a que es común presionar a alguien para que pruebe un pastel, no es lo mismo que decirle a un amigo alcohólico que se tome aunque sea un trago.

La gente con problemas de drogadicción y alcoholismo rehúye los bares y los entornos que presentan tentaciones. No obstante, los diabéticos y obesos no tienen la elección de eludir la comida por completo. Así que tomar decisiones alimenticias adecuadas será una lucha constante para el resto de sus vidas.

Nuestros círculos sociales dificultan esta situación aún más. La mitad de las personas encuestadas en un estudio reportaron sentirse presionadas por sus amigos o colegas para comer alimentos que no eran parte de su dieta; 35 por ciento reconoció que sus acompañantes incluso se burlaban de sus dietas. Casi un tercio dijo que en un restaurante alguien *había pedido comida para ellos*, la cual ellos no habrían seleccionado por cuestiones dietéticas.

Luego está la sutil presión social que provoca que tomemos malas decisiones; 56 por ciento de los participantes de esta encuesta rompieron su dieta para evitar insultar a un anfitrión, jefe, cliente o miembro de la familia. Otro 51 por ciento lo hizo porque deseaba comer como todos los demás y encajar en el grupo.

En vez de hacer cosas que sin querer sabotean la salud de los demás, revira esta influencia social. Reconoce el esfuerzo de tus amigos que declinan un pedazo de pastel o una porción de helado por cuestiones de salud. Dales crédito frente al grupo o mejor aún, acompáñalos en su elección saludable.

Si apagas el despertador, pierdes

Estudios revelan que cuando divides tu última hora de sueño en trozos pequeños a duermevela, *no cuenta* en el cómputo total de sueño profundo y reparador. En las siguientes semanas pon tu alarma lo más tarde posible para que no puedas apagarla. Oblígate a despertarte de inmediato. Esos minutos adicionales te pueden proveer de suficiente sueño para sentirte fresco.

Si la promesa de no apagar la alarma no funciona, colócala fuera de tu alcance para que tengas que levantarte de la cama a apagarla. Encuentra un reloj o app para teléfono inteligente diseñada para evitar que apagues la alarma. Si nada funciona, consigue uno de esos relojes que se aleja de tu buró automáticamente y te obliga a perseguirlo por toda la habitación.

Si todos los días te despiertas de forma natural en torno a la misma hora, otra alternativa es deshacerte de tu alarma, aunque puede que no sea práctico si tienes que entrar temprano al trabajo. Un amigo mío se deshizo del reloj de su cuarto. Luego de varios años de despertarse sin alarma, alega que sus mañanas son mucho más pacíficas que cuando tenía que despertarse con un ruido desagradable.

La luz de la alarma también puede ser un problema. Si la pantalla de tu reloj es uno de los elementos más brillantes en tu habitación, es muy probable que te distraiga cuando no logres conciliar el sueño. Cuando la miras y te das cuenta de que son las dos de la mañana y sigues despierto, crea mucho más estrés y te mantiene despierto más tiempo.

- Cuando recibas comida chatarra, tírala en el bote de basura más cercano. Esto evitará que la comas o la regales.
- Cuando un amigo toma una decisión correcta sobre su dieta, dale crédito y anímalo.
- Evita aplazar la alarma la próxima semana. Después prueba deshacerte de ella para siempre.

---

13 Mitos refutados

La mantequilla es más saludable que el pan

Acompañar un alimento saludable con dos rebanadas de pan cambia por completo la ecuación. Según un experto, comer dos piezas de pan integral eleva la glucosa en la sangre *más que comer dos cucharadas de pura azúcar*. Esto desencadena la liberación de insulina y con el tiempo, resulta en la acumulación de grasa abdominal. A medida que continúa el ciclo, los niveles de glucosa elevados indican una respuesta inflamatoria, la cual incrementa las probabilidades de manifestar enfermedades cardiovasculares y cáncer.

Muchas alternativas "saludables" en los restaurantes —cadenas de comida rápida y todo tipo de restaurantes— incluyen un bollo o pan de cortesía. Es el estándar en la mayoría de estos establecimientos y es lo que los consumidores esperan. Mis tres sitios favoritos para comer regalan el pan con la ensalada. La cantidad de pan que incluyen es más o menos la misma porción que contiene un sándwich. Así que si me comiera el pan, daría lo mismo pedir una ensalada que un sándwich.

Todos los días en estos restaurantes me encuentro con personas cuyas intenciones son buenas, piden una ensalada relativamente saludable, pero se comen el pan de cortesía. La inmensa mayoría acepta el pan, lo cual quiere decir que también ingieren las calorías y carbohidratos adicionales. Mi ensalada favorita, por ejemplo, tiene 16 gramos de carbohidratos. El supuesto "pan integral sin levadura" con el que la acompañan sin costo (lo cual dificulta más rechazarlo) agrega la cantidad desorbitada de 46 gramos de carbohidratos. Añadir el pan casi triplica el contenido total de carbohidratos del platillo.

La elección evidente, aunque sin duda difícil, es declinar la guarnición de pan. Entonces no tienes que preocuparte por la tentación ni por la culpa de desperdiciar comida. O bien, pide un sustituto para el pan, como zanahorias o manzanas. La cantidad de restaurantes que, si uno pregunta, tiene alternativas más saludables me ha sorprendido para bien.

Siempre habrá ocasiones en las que tienes poco tiempo para comer y la única alternativa viable es un *wrap* o un sándwich. La clave es declinar el pan de cortesía. Como uno de los investigadores más destacados en el ámbito de la obesidad asegura, la próxima vez que comas pan tostado con mantequilla, ten en cuenta que la mantequilla puede ser más saludable que el pan.

No comas papas con carne

La combinación de carne y papas es central en la dieta occidental. Me crié en Nebraska, un estado de agricultores en el centro de Estados Unidos; mis dos alimentos de primera necesidad eran carne y papas en cualquier presentación. Como la mayoría de mis amigos, de niño me decían que me comiera la carne y las papas si quería crecer fuerte y sano.

No obstante, estos dos alimentos están en la raíz de la epidemia global de obesidad. Un estudio de grandes dimensiones publicado en el *New England Journal of Medicine* reveló que con el tiempo, las papas a la francesa y las papas fritas tienen más responsabilidad en el aumento de peso que la carne roja y procesada. Este estudio sugiere que la combinación de "carne con papas" podría añadir más kilos a tu cintura que los dulces y los postres.

Si bien una cantidad moderada de carne y alimentos elaborados con papas puede no ser problemática, ten cuidado con las cantidades excesivas de estos dos alimentos en particular. Una investigación sugiere que, en el caso de los hombres, comer carne procesada con frecuencia (por ejemplo, salchichas o tocino) puede incrementar 19 por ciento el riesgo de desarrollar cáncer de páncreas mortal. Este es uno de varios estudios que identifican la relación entre el consumo elevado de carne y los problemas de salud a largo plazo.

El estudio más completo de este tipo, el cual observó a 100,000 hombres y mujeres durante 28 años, encontró que una porción diaria de carne roja procesada (por ejemplo, un hot-dog o dos rebanadas de tocino) se vinculaba con un riesgo 20 por ciento mayor de muerte durante el periodo del estudio. Una porción al día también se relacionaba con un riesgo 21 por ciento mayor de morir de alguna enfermedad cardiovascular y 16 por ciento de morir de cáncer. Niveles de riesgo similares, aunque un poco menores, se encontraron en el caso de la carne no procesada. Estos estudios sugieren que el *consumo diario* de carne roja y procesada, en particular, supone el mayor riesgo.

Empieza a pensar cómo sustituir la carne y las papas. Por ejemplo, reemplaza una porción de carne procesada con verduras, pescado, nueces o legumbres. Quizá sea poco realista eliminar por completo estos dos productos básicos de tu dieta, así que intenta reducir el consumo de carne y papas y comerlos sólo de vez en cuando.

Ten frío en la cama

Es más sencillo dormir en una habitación oscura y fría que en una cálida. Tu reloj biológico regula la temperatura central y las fluctuaciones le indican al organismo cuándo dormir y cuándo despertar. Si una habitación está demasiado cálida, tu reloj biológico pensará que es hora de despertar, sin importar la hora. Esto explica por qué es más fácil conciliar el sueño y dormir más tiempo en una habitación fría.

Los expertos recomiendan mantener el termostato entre dos y cuatro grados más frío por las noches. Esto no es ideal si vives en un lugar en el que el clima provoca que regular la temperatura de una casa completa no sea una alternativa sustentable. Lo que puedes hacer es abrir y cerrar conductos de ventilación para mantener la habitación más fría que el resto de la casa, instalar un termostato secundario para mantener la temperatura más fresca en la habitación, utilizar menos mantas o más ligeras, encender un ventilador por las noches o ponerle una funda de gel al colchón para templar la cama por la noche.

Intenta dormir en una habitación un par de grados por debajo de la temperatura a la que estás acostumbrado durante el día. Este descenso sutil de la temperatura induce el sueño. Como parte de un experimento, investigadores le pidieron a insomnes que se pusieran "gorros enfriadores" y descubrieron que esta alternativa era tres veces más efectiva para ayudarlos a conciliar el sueño que las pastillas para dormir. Otro estudio incluso sugiere que elevar las temperaturas en interiores podría estar contribuyendo a la obesidad. Bajar el termostato podría ayudarte a bajar un par de kilos.

- Si te ofrecen pan de cortesía con tu comida, pregunta por una alternativa sana o declina.
- Elimina un tipo de carne procesada de tu dieta para siempre (como el tocino o los hot-dogs).
- Mantén tu habitación entre dos y cuatro grados más fría por la noche. Comprueba si te ayuda a quedarte dormido y a descansar mejor.

14 La salud empieza en casa

Platos pequeños, cintura pequeña

Por desgracia, para decidir si estamos llenos solemos confiar en un análisis visual de nuestro plato y no en nuestro estómago. Una serie de experimentos reveló que el funcionamiento del indicador de saciedad del estómago es muy deficiente. Si te dan un recipiente enorme de palomitas, comes 45 por ciento más. Sirves 37 por ciento más líquido en tazas cortas y anchas, no así en tazas altas y delgadas. El efecto es aún peor en los niños, que se sirven *una porción doble de cereal* si les das un tazón de medio kilo en vez de uno de ¼ de kilo.

Cuando prepares tus próximas comidas en casa, utiliza platos más pequeños, como en los que se sirven las entradas o ensaladas de guarnición. Después de probar esto durante varios meses, descubrí que estos platos, cuya área total es entre 30 y 50 por ciento más pequeña que los normales, son suficientes para servir la cantidad de comida que necesito. Hasta que hice cuentas, no advertí que la superficie de un plato tradicional de 28 cm (612 cm) casi *duplica* la de un plato de 20 cm (322 cm).

Incluso el color de un plato tiene la facultad de influir en lo que comes. Un estudio publicado en el *Journal of Consumer Research* sugiere que el sólo efecto del color de un plato es muy relevante. Se concluyó que *el contraste evidente entre la comida y el plato* evita que las personas coman en exceso. En estos experimentos, por ejemplo, cuando se servía pasta en salsa blanca en un plato blanco, los sujetos consumían casi 30 por ciento más de pasta a diferencia de aquellos a quienes les habían servido el mismo platillo en un plato rojo.

Así que pon más atención a las cantidades que consumes cuando tu comida sea del mismo color que tu plato. El blanco es el color más común, además, con frecuencia los alimentos blancos son los menos saludables. Piensa en los alimentos que se pierden en un fondo blanco: pasta, pan blanco, puré de papas. Se trata de alimentos que deberías intentar evitar. Si los sirves en un plato del mismo color, puede tener el efecto de que consumas más cantidad.

Desde luego no estoy sugiriendo que mañana compres platos verdes para comer más brócoli sin esfuerzo. Sin embargo, pon especial atención a la cantidad de comida que pones en tu plato, sobre todo cuando el color se mezcla con el fondo. Si usas platos blancos, añade contraste a cada comida con alimentos saludables rojos, verdes y de otros colores oscuros.

Mantenerte activo comienza en casa

Si quieres que los cambios perduren, empieza en casa. Un estudio realizado a más de 6,000 personas que habían logrado bajar de peso y lo habían mantenido, reveló que los cambios más efectivos y sustentables comienzan en casa; 92 por ciento de los participantes en este estudio habían encontrado la forma de ejercitarse en casa. No importa que te ejercites en una caminadora, elíptica, escaladora, programa aeróbico en video o que lo hagas en tu colonia, tu casa es el lugar ideal para comenzar a crear un estilo de vida activo.

Además, el estudio expuso que 78 por ciento de los participantes desayunaban todos los días, lo cual es mucho más sencillo de llevar a cabo si estableces una rutina en casa. Otro 75 por ciento del grupo más exitoso se pesaba una vez por semana. El cuarto hábito más común que se observó en dos tercios de los sujetos del estudio fue ver menos de diez horas de televisión a la semana.

Como puedes ver, la mayoría de los hábitos de quienes han conseguido mantener el sobrepeso a raya gira en torno de lo que sucede en casa. Es ahí en donde construimos nuestros hábitos diarios, para bien o para mal. Cuando quieres instaurar una rutina nueva en beneficio de tu salud, empieza con lo que sucede en donde vives.

Comienza con un par de ajustes pequeños. Coloca tu equipo para entrenar cerca de la cama por la noche para que sea lo primero que hagas al despertar. Si tomas café, programa la cafetera a tiempo para que despiertes al aroma de café recién hecho. Si ir al gimnasio es un impedimento, organiza tu rutina alrededor de un entrenamiento en casa. Pon la menor resistencia posible para activarte.

Que el sueño sea un valor familiar

Dormir es un tesoro y debería valorarse como tal. Sin embargo, para muchos, es lo primero que hacemos a un lado. En mi experiencia, recuerdo que varios de mis modelos a seguir en mi infancia alardeaban que funcionaban con muy pocas horas de sueño.

En retrospectiva, entiendo que se debía a una ética de trabajo bien intencionada. No obstante, de joven una de mis ideas más arraigadas era que la necesidad de dormir mucho era señal de debilidad. Esto me facilitó desvelarme durante la adolescencia, sin hacer absolutamente nada productivo.

Hoy en día los expertos han identificado un vínculo significativo entre los patrones de sueño de los niños y su rendimiento en el salón de clases. Han descubierto que el simple hecho de tener definida la hora para irse a la cama marca una diferencia rotunda. Los niños cuya calidad de sueño es mejor están más activos y consumen alimentos más saludables. Estos descubrimientos indican que es preciso que repensemos en el sueño como un valor familiar central.

Ayuda a que las personas que viven contigo entiendan y reconozcan que el sueño es benéfico para todos. Si tienes hijos, no los mandes a la cama como si fuera un castigo. Piensa en el mensaje que transmites con ello. Pon un buen ejemplo durmiendo bien regularmente.

Piensa en cómo ayudar a tu pareja, amigos y compañeros de casa a dormir mejor. Que tu meta sea ayudar a todos los que vivan en tu casa a descansar. Explícales que los horarios, la iluminación, los termostatos y el ruido pueden ajustarse para que todos concilien el sueño. Queda claro que te interesa asegurarte de que las personas con las que convives descansen adecuadamente. A nadie le caen bien los compañeros de casa que siempre están de malas.

- Utiliza tazas, platos y porciones más pequeñas para comer menos.
- Encuentra una manera sencilla de hacer actividad física cerca de tu casa o colonia: caminar, correr, andar en bici, utilizar máquinas para ejercitarte, videos de entrenamiento, yoga o pilates.
- Explica cómo los horarios, la iluminación, los termostatos y reducir el ruido pueden contribuir a que todo el que viva en tu casa duerma mejor.

---

15 Planifica

No caigas en la trampa

Los restaurantes saben cómo seducirnos. Cuentan con herramientas de investigación sofisticadas para saber que incluir ensaladas y otras alternativas sanas en el menú —*incluso si no las compramos*— nos permiten justificar entrar a su local. Es más probable que entremos a un restaurante poco saludable *cuando tiene opciones sanas* que cuando no las tiene. Es difícil imaginar lo bien que esta estrategia funciona. Un restaurante poco saludable tiende una trampa sana y nos brinda la excusa para comer ahí.

Hace poco caí en esta trampa. Estaba manejando y tenía mucha hambre, me percaté de una cadena nacional de hamburguesas que había estado publicitando sus nuevas "ensaladas de huerto". Para justificar el hecho de salirme de la carretera, me dije que me comería una ensalada. Sin embargo, para cuando llegué a la ventanilla para pedir desde el coche, un impulso irracional me llevó a pedir una hamburguesa con queso y papas. Los restaurantes saben que inventamos justificaciones descabelladas y lo usan en nuestra contra. *Antes incluso de que decidas comer en un restaurante* que vende uno de tus alimentos indulgentes, recuerda: es un juego que terminarás perdiendo.

Esto no quiere decir que debas renunciar a comer fuera. Salir con amigos y familiares es, sin duda, una buena idea por muchas razones distintas. Más bien debes ser mucho más selectivo sobre a dónde ir y qué pedir. Encuentra un restaurante con varias opciones saludables en el menú que sean igual de seductoras que las alternativas indulgentes. Esto te facilitará comer fuera con frecuencia, seleccionar entre una variedad de alimentos y comer relativamente sano.

Empieza con el lugar adecuado. Si terminas en un restaurante con opciones limitadas, haz tu mejor esfuerzo por contraatacar. Pide tu sándwich sin mayonesa. Para asegurarte de que tu ensalada no esté rebañada en aderezo rico en calorías, pídelo *light* o mejor aún, que te lo sirvan aparte. No pidas tocino en tu hamburguesa. Pide verduras al vapor y no salteadas con mantequilla y gratinadas con queso. Evita las comidas fritas. Deshazte de los malos hábitos poco a poco para elegir mejor.

Estructura el ejercicio para hacerlo placentero

Sin importar lo mucho que te preocupe tu salud, siempre existe la posibilidad de que, por lo menos a veces, aún te intimide tu entrenamiento diario. La mayoría subestimamos el placer del ejercicio: entrenamientos en grupo, individuales, actividad física moderada, entrenamientos exigentes y todo desde yoga hasta pesas. Parece que la simple *idea* de hacer ejercicio, por lo menos cuando la consideras con antelación, es disuasiva.

Las buenas noticias: disfrutamos más el ejercicio en el momento (es decir, cuando estamos corriendo o en clase de yoga) que con anticipación. Según un grupo de investigadores que han analizado este fenómeno extensamente, una de las razones por las que subestimamos el placer es porque *nos enfocamos demasiado en el comienzo* de la actividad, que con frecuencia es desagradable. Si recuerdas un entrenamiento reciente, es probable que a la mitad hayas llegado a un momento cumbre y que al final te hayas sentido muy bien.

Si estructuras tu actividad para que termine de modo agradable, es más probable que lo repitas. Como parte de un experimento, se les pidió a los participantes que se ejercitaran durante veinte minutos en un nivel que consideraran desagradable. En una de las sesiones añadieron al final un periodo agradable de cinco minutos para enfriar. En otra, no hubo momento para enfriar. Cuando al cabo de una semana los investigadores le preguntaron a los participantes qué entrenamiento repetirían, una proporción de dos a uno eligió el del final agradable.

Una noche para recordar

Si bien parece obvio que dormir bien brinda capacidad mental para el día siguiente, es probable que subestimes que el sueño influye en tu capacidad para comprender lo que aprendiste *el día anterior*. En el curso de un día completo registras una cantidad considerable de información diversa. Con todo lo que tu cerebro necesita procesar en un día no es de extrañar que deba llevarse a cabo una especie de consolidación de la memoria. Es imposible retenerlo todo.

Aquí es donde entra una noche de sueño profundo, porque le ayuda a tu mente a lidiar con un proceso inconsciente. Mientras duermes, tu cerebro repasa los acontecimientos del día y selecciona el conocimiento más pertinente. Después estos recuerdos esenciales se refuerzan y se codifican para ser almacenados a largo plazo. Esto te permite recordar ciertos hechos o acontecimientos después.

Recuerda tu época de estudiante. Es probable que alguien te haya recomendado dormir bien y desayunar sano antes de un examen final. La teoría es que necesitas estar fresco para rendir bien.

No obstante, pese a que descansar la noche previa a un examen es una buena idea, es demasiado tarde para que te ayude en el examen. El beneficio verdadero radica en dormir bien durante todo el año para que la información se quede grabada en la memoria todas las noches. Si archivas todo adecuadamente en el transcurso del año, estos conocimientos estarán disponibles cuando más los necesites.

Esto es más que una teoría interesante. Se ha comprobado en varios contextos experimentales. Estos estudios demuestran que la calidad y duración del sueño favorecen la capacidad de recordar hechos específicos que aprendiste el día *anterior*. En esencia, dormir bien permite que tu disco duro mental no falle.

- Selecciona restaurantes según qué tan sencillo te resulte elegir algo saludable del menú.
- Cuando estés tentado a saltarte un entrenamiento, empieza a ejercitarte durante algunos minutos. Empezar suele ser la parte más difícil.
- La próxima vez que trabajes en algo que exija mucho aprendizaje y síntesis, duérmete temprano en vez de desvelarte.

16 Mantente ágil

Evita una resaca por comida grasosa

Cuando iba a la mitad de este libro, mi mamá me llamó un domingo hermoso de otoño y nos invitó a almorzar. Había elegido un restaurante cercano que estaba recibiendo comentarios muy positivos. Cuando llegamos estaba a reventar y nos encontramos con personal muy entusiasta. Sin embargo, cuando revisé el menú del almuerzo descubrí que era muy limitado y que sería difícil tomar una decisión acertada.

El menú sólo tenía cinco platillos. Ninguno parecía saludable. Cuando nuestra mesera se presentó nos contó que las donas glaseadas con salsa de chocolate y los huevos benedictinos eran los dos platillos más populares. Pedí los huevos benedictinos, supuse que no eran tan malos como las donas y me convencí de que merecía "hacer trampa un día". Cuando llegó mi comida, el *muffin* inglés con jamón y dos huevos escalfados bañados en salsa holandesa espesa iban acompañados de un bizcocho de mantequilla y papas fritas, los cuales también me comí.

La pasamos muy bien en el restaurante, la comida estuvo llena de sabores apetitosos. Sin embargo, por la tarde me sentía inflamado y estaba medio dormido en el sillón. Fue uno de los días más agradables del año y mi hija me pidió que la llevara al parque, sin embargo, no tenía energía. En el transcurso del día, mi resaca por una comida grasosa me impidió hacer algo placentero o productivo.

En retrospectiva, al único al que engañé al tomar una decisión equivocada durante el desayuno fue a mí. Fue un modo autoinfligido de estropear mi energía y bienestar del día. Semanas después me encontré en una situación similar. En esa ocasión tomé una decisión distinta y pedí una opción saludable que no estaba en el menú: un *omelette* de claras de huevo con espinacas, champiñones y jitomates. Aquella tarde tenía toda la energía del mundo, jugué con mis hijos, trabajé un poco y salí a correr.

Es sencillo dar por sentado que ciertos alimentos influyen en la energía y el estado de ánimo de un día cualquiera. No obstante, cuando los científicos exploran la relación entre la dieta y la salud mental, queda claro que *ciertos alimentos incrementan o disminuyen la energía* en un sólo día. Las comidas grasosas, por ejemplo, pueden causarte letargo e irritabilidad.

Si quieres empezar el día con el pie derecho, no desayunes bizcochos y *gravy*. Antes de pedir una comida pesada, piensa si te puedes permitir lo que científicos han denominado "resaca por comida grasosa". Contempla lo que investigadores están averiguando: cenar alimentos poco saludables puede incrementar las tensiones con tu pareja.

Cada que decides qué comer, tus elecciones moldean sutilmente tus días y relaciones con los demás. Por fortuna, comer los alimentos adecuados puede virar tu estado de ánimo en la dirección correcta. Estudios sugieren que cuando comes más frutas y verduras, te sientes más tranquilo, feliz y con más energía de lo habitual.

Saca a pasear a tu cerebro

Tu cerebro funciona mejor después de hacer ejercicio. Un equipo de investigadores en Irlanda llegó a esta conclusión mediante un experimento relativamente sencillo. Le pidieron a un grupo de estudiantes que viera una sucesión rápida de fotografías. Cada una incluía el nombre y el rostro de un desconocido. Después de una pausa breve, los estudiantes intentaron recordar los nombres de las caras que habían visto en la pantalla de la computadora. Tras esta prueba inicial, se le pidió a la mitad de los estudiantes que pedaleara en una bicicleta fija a ritmo extenuante hasta que se agotara. La otra mitad permaneció sentada durante media hora. Después los dos grupos volvieron a hacer la prueba para ver cuántos nombres recordaban.

El grupo de estudiantes que se ejercitó tuvo mucho mejores resultados en la prueba de memoria que en su primer intento. El grupo que esperó sentado en otra habitación no mejoró su puntaje. Como parte de este experimento los científicos también reunieron muestras de sangre, en las que encontraron una explicación biológica al incremento de la memoria entre los sujetos que se ejercitaron. Inmediatamente después de la actividad extenuante, los estudiantes en el grupo de ejercicio registraron niveles elevados de una proteína conocida como factor neurotrófico derivado del cerebro o FNDC, la cual estimula la salud de las células nerviosas.

A partir de este estudio y de otros experimentos en ciernes, se puede afirmar que el ejercicio representa un beneficio inmediato para la memoria. Una vez que el cerebro procesa información, es menos probable que la retengas si no te mantienes activo en el lapso posterior al aprendizaje. Si *aprendes y luego te mueves*, tendrás una memoria más efectiva cuando más la necesites.

Intenta hacer ejercicio en vez de tomar somníferos

El ejercicio habitual puede ser la mejor estrategia para asegurar una noche de descanso y más energía al día siguiente. Si te encuentras entre el 35 y 40 por ciento de la población a la que se le dificulta conciliar el sueño o se siente cansada durante el día, hacer alguna actividad física vigorosa es mejor comienzo que medicarse. En palabras de Brad Cardinal, estudioso del sueño: "La evidencia científica es alentadora: la actividad física habitual puede ser una alternativa para mejorar el sueño que no depende de los fármacos".

El equipo de investigación de Cardinal monitoreó factores de riesgo conocidos y descubrió que los participantes que realizaban 150 minutos de ejercicio a la semana —lo mínimo recomendado— tenían 65 por ciento menos de probabilidades de padecer insomnio. Quienes se ejercitaban con regularidad también tenían menos problemas de concentración durante el día. Otro investigador del equipo afirmó: "La actividad física regular puede influir positivamente en la productividad de un individuo en el trabajo o en el caso de un estudiante, en su capacidad para poner atención en clase".

Si quieres dormir mejor, hacer ejercicio por la noche es mejor que no hacer nada. Si bien entrenar temprano puede mejorar tu estado de ánimo durante el día, *la actividad nocturna es igual de benéfica para conciliar el sueño*. Quizás habrás oído que el ejercicio afecta el sueño, sin embargo, estudios sobre el tema demuestran que incluso los entrenamientos vigorosos pocas horas antes de dormir pueden *mejorar* el sueño considerablemente.

Es fácil dejar de hacer ejercicio cuando estás ocupado, pero estos estudios comprueban que es mucho mejor hacer algo de actividad física. Intenta ejercitarte para romper con una racha de insomnio antes de optar por somníferos, con o sin receta médica. Como en el caso de muchos males comunes, un poco de actividad puede ser más efectiva que una pastilla.

- Antes de pedir una comida pesada, contempla si te puedes permitir la resaca esa tarde.
- Cuando tu cerebro tiene que recordar mucha información nueva o cuando necesites una ráfaga de creatividad, sal a caminar.
- Si estás teniendo problemas para dormir, intenta ejercitarte un par de días antes de recurrir a somníferos.

---

17 Cumple las expectativas

Etiqueta los obstáculos

Según tu edad recordarás cuando era aceptable fumar en los aviones, en un salón de clases o en tu escritorio. Con el tiempo, fumar en interiores se ha vuelto inaceptable. Lo mismo ha ocurrido con tirar basura en la calle; alguna vez era común, pero ahora es inusual e ilegal. En épocas más recientes es posible identificar cambios similares en las expectativas sociales alrededor de reciclar.

Reconozco que no empecé a reciclar en casa hasta que me di cuenta de que todos mis vecinos lo hacían y sentí la presión social de hacerlo. En mi oficina, todos los días acostumbraba a tomar vasos de papel para servirme café y después a tirarlos sin pensarlo. Después me di cuenta de que mis colegas usaban tazas reutilizables y que me miraban con cierto resentimiento cuando tiraba vaso tras vaso de papel. Entonces también comencé a usar tazas reutilizables. Mis redes sociales rechazaban mis malos hábitos, lo cual fomentó cambios positivos.

La misma presión social se está dirigiendo a los alimentos nocivos. Denigrar a la gente obesa sería un error evidente, pero señalar con precisión qué alimentos son causantes de la obesidad, la diabetes y el cáncer, no. Si comes con frecuencia un alimento cuyos daños conoces, etiquétalo para evitar comerlo. Por ejemplo, en nuestra casa empezamos a referirnos a las paletas de caramelo con el apodo de "palitos de azúcar".

Cambiar tu percepción de los alimentos nocivos mejora sutilmente tus elecciones habituales. Investigar sobre el contenido de lo que como y no confiar en las marcas supuso una mejora radical en mis normas alimenticias en la década pasada. Por ejemplo, reemplacé las galletas saladas con almendras y las papas de camote con zanahorias. Ahora cuando tengo hambre, mi primera opción son alimentos saludables. Una vez que ajustas tus normas y tienes alternativas saludables a la mano, es mucho más sencillo tomar buenas decisiones.

Lo orgánico no es sinónimo de saludable

No confundas lo *orgánico* con lo *saludable*. Una etiqueta "orgánica" en un producto garantiza que se ha cultivado de forma natural, sin pesticidas, fertilizantes, solventes ni aditivos químicos. Los alimentos orgánicos se cultivan como se hacía en generaciones pasadas, antes del desarrollo moderno de químicos y aditivos. En ese entonces, se les conocía como "alimentos", no era necesario hacer más distinciones.

Los productores de alimentos orgánicos procuran eliminar químicos, no calorías. Por desgracia, muchos consumidores pasan por alto esta distinción y creen que los productos orgánicos tienen menos grasas, calorías y azúcares. Los productos de "comercio justo" forman parte de esa categoría. Un estudio reveló que la gente creía que el chocolate de comercio justo tenía menos calorías, pesticidas, fertilizantes, solventes y aditivos químicos.

Un sinfín de productos se ha merecido la etiqueta de certificado orgánico, sin embargo, su contenido de azúcares, carbohidratos y grasas nocivas es muy alto. Un amigo intentó convencerme de que un platillo era más saludable porque contenía "azúcar morena orgánica". ¿Menos perjudicial? Tal vez. ¿Saludable? No. Orgánica o no, el azúcar tiene una serie de efectos negativos y no es benéfica para la salud. No obstante, hay experimentos que comprueban que la gente cree erróneamente que productos como las galletas y las papas fritas "orgánicas" son más saludables. También están dispuestos a pagar un precio 23 por ciento más alto por estos productos nocivos si su etiqueta asegura que son orgánicos.

No me malinterpretes. En algunos casos vale la pena comprar alimentos orgánicos, no obstante, el hecho de que sean orgánicos no asegura su valor nutritivo. Cuando vas a *comer la cáscara o la capa exterior* de los alimentos, como en el caso de las moras y las manzanas, tiene sentido darle la preferencia a lo orgánico. Antes de decidir si comprar o no orgánico, primero pregúntate si el producto es benéfico para tu salud. Después decide si vale la pena comprar la versión orgánica.

Haz pública una de tus metas

Para cumplir un objetivo compártelo con algún ser querido. Desde hace un par de años he sido testigo de cómo mis amigos emplean esta estrategia a su favor. Una amiga le escribió a un grupo de sus amigos más cercanos para contarles que estaba planeando correr medio maratón. Lo anunció con seis meses de anticipación, lo cual la animó a seguir su entrenamiento.

Sabía que una vez que lo hiciera público, lo cumpliría. Funcionó. Otro amigo publicó en Facebook su objetivo de completar un triatlón. También le funcionó. Más aún, los dos inspiraron a otros a que los acompañaran en sus respectivos esfuerzos.

Un estudio publicado en la revista *Obesity* reveló cuán contagioso es el éxito cuando se está intentando bajar de peso. El estudio señaló que las personas que formaban parte de equipos con mayor influencia social aumentaban 20 por ciento sus probabilidades de bajar de peso. Estos resultados demuestran lo útil que puede ser rodearse de personas con objetivos de salud similares.

Gracias a tomografías funcionales los investigadores descubrieron que el cerebro le otorga mayor valor a la victoria cuando te encuentras en un contexto social, a diferencia de cuando estás solo. Si tienes un objetivo particular, como competir en una carrera de cinco kilómetros, compártelo con algún amigo cercano. Mejor aún, compártelo con un grupo de amigos para aumentar la exigencia.

- Selecciona un alimento que consumas pese a que sabes que no deberías. Asígnale un apodo entretenido que te haga pensar dos veces antes de comerlo.
- Cuando compres comida ten en cuenta si es saludable, después opta por su versión orgánica sólo si vas a comerte la piel.
- Traza un objetivo claro para aumentar tu actividad física. Ponlo por escrito, establece una fecha límite y compártelo con al menos una persona (cuanto más, mejor) o publícalo en línea.

---

18 Buenas noches

Un festín al amanecer y ayuno al atardecer

En vez de saltarte el desayuno, asegúrate de que sea la comida más importante de tu día. Cuando no desayunas, es muy probable que comas más en el transcurso del día. Si lo haces con frecuencia, tu organismo almacena grasa adicional y con el tiempo, incrementa la talla de tu cintura, a diferencia de quienes consumen desayunos saludables con regularidad. Según una publicación: "Las personas que desayunan son más inteligentes y están más delgadas".

El desayuno también es el momento ideal para comer proteína, la cual te da energía para todo el día. Los cereales y las barras de desayuno ricos en azúcar te proporcionan un subidón de energía rápido, pero su efecto no perdura. Al contrario, desayunar alimentos cuyo índice glicémico es bajo, previene los subidones de glucosa posteriores, lo cual podría contribuir a tomar mejores decisiones en la tarde y en la noche. En vez de desayunar cereales, opta por alimentos como claras de huevo, moras, salmón, nueces, semillas y otras alternativas que no estén saturadas de azúcares añadidos.

Es sencillo comer bien en la mañana, pero a medida que el día progresa, se va volviendo más difícil. Un estudio extraordinario que agrupó hábitos alimenticios a partir de siete millones de comidas de todo el mundo, sugiere que este problema se extiende más allá de las culturas occidentales. En todos los países que fueron objeto del estudio, los buenos hábitos alimenticios de las personas aminoraban con la puesta del sol. La gente toma decisiones más acertadas relacionadas con su dieta a las 7 a.m., éstas empeoran un poco para las 10 a.m., para las 4 p.m. empeoran todavía más y de ahí caen en picada con el transcurso de cada hora. Esto sucede porque cuando estás cansado, tu cerebro se acelera con sólo ver alimentos ricos en calorías.

Tómate un minuto para reflexionar sobre tus hábitos alimenticios diarios. Desayuna sano para comenzar bien el día. A la hora de la comida, elige verduras de hoja verde y proteína magra. Evita los alimentos fritos, grasosos o con mucha azúcar. Esto mantendrá tu concentración y memoria aguda toda la tarde.

Después reconsidera cenar pesado. Sentarse a comer con la familia y los amigos es una idea maravillosa. Sin embargo, la cena no debe ser la comida del día en que consumas cantidades abundantes. Tu última comida del día debería ser la más ligera.

Cuando termines de cenar, deja de comer. Exígete no comer *nada* más hasta la hora del desayuno del día siguiente. Si necesitas un refrigerio a toda costa antes de meterte a la cama, que sea pequeño y saludable, tal vez nueces, moras o rebanadas de manzana con crema de cacahuate. Ten cuidado con las noches en las que te desvelas más de lo normal. Como aprendí en mi primer año en la universidad —subí 20 kilos—, a esa hora no solemos consumir nada sano.

La televisión acorta tu esperanza de vida

Es el camino de cero resistencia: llegas a casa en la noche, te sientas y prendes la televisión. Antes de que te des cuenta, terminaste por verla durante varias horas. Aunque lo más fácil y agradable es sentarse a ver la tele para relajarse, sentarse más de un par de horas al día puede causar estragos en tu salud.

Según estadísticas, las personas que permanecen más de cuatro horas al día viendo cualquier clase de video duplican sus probabilidades de tener un infarto mortal o que requiera hospitalización, a diferencia de aquellas que se entretienen menos de dos horas al día frente a una pantalla. Más de cuatro horas diarias de televisión supone un incremento de 48 por ciento en el riesgo de muerte por todas las causas. Incluso si gozas de buena salud y te ejercitas con regularidad, más de dos horas de pantalla al día es nocivo para tu salud.

Un estudio australiano enfocado en más de 12,000 adultos estimó que, después de los 25 años, cada hora dedicada a ver la televisión reducía la expectativa de vida del espectador 22 minutos. Por otra parte, cada cigarro fumado reduce la expectativa de vida 11 minutos, según los autores del estudio. Descubrieron que es probable que una persona que ve seis horas de televisión al día viva cinco años menos que alguien que no la vea. De acuerdo con otros descubrimientos, estos resultados también son relevantes para quienes hacen ejercicio.

Desde luego que dejar de ver la televisión por completo no es práctico ni placentero para la mayoría. No obstante, si cada hora de televisión te quita 22 minutos de vida, por lo menos sé selectivo. Y cuando la veas, sobre todo los días de menor actividad física, levántate varias veces, sube más escalones de los normales o estírate. Levantarse y caminar durante los anuncios podría ayudarte a quemar 100 calorías.

Protege tu última hora

Durante más de una década, lo último que hacía antes de irme a dormir era revisar mi correo. Creía que me daba una última oportunidad antes de dormir para asegurarme de que todo estuviera resuelto en el trabajo. Por desgracia, como resultado, permanecía despierto un rato en la cama pensando en esos correos. Sobre todo cuando había discutido un tema importante con alguien, le daba varias vueltas a las cosas y me quedaba despierto entrada la noche.

Uno de los impedimentos más grandes para dormir es lo que haces una hora antes de irte a la cama. Revisar tus mensajes. Preocuparte por tus finanzas. Discutir con tu pareja o algún amigo. Ver películas de terror. Existen otros inhibidores del sueño cuyo efecto es físico, como beber demasiados líquidos o comer alimentos que provoquen acidez.

De acuerdo con una encuesta llevada a cabo por la Fundación Nacional del Sueño, cerca de dos tercios de los evaluados no dormían lo suficiente entre semana, mientras que más de 90 por ciento reconocieron emplear medios de comunicación electrónicos una hora antes de irse a dormir. La luz de estos aparatos tiene la capacidad de suprimir los niveles de melatonina hasta 20 por ciento, con lo cual inhibe el sueño y ocasiona una serie de problemas similares.

Para eludir los saboteadores comunes del sueño establece un ritual para que por lo menos tengas una hora para relajarte antes de irte a la cama. Prepara una lista mental de las cosas que quieres evitar durante tu última hora del día. En vez de comer, beber o usar tu teléfono, intenta leer o escuchar música si te ayuda a relajarte.

- Estructura tus días para comer más en la mañana, menos por la tarde, cenar ligero y no comer nada después de la cena.
- Limítate a dos horas al día de ver televisión sentado.
- Crea una rutina para no comer, beber ni comunicarte por medios electrónicos una hora antes de irte a dormir.

---

19 Repensar las cosas

Seca o en jugo no es fruta

Si bien es fácil almacenar y consumir fruta pulverizada, sobre todo si estás fuera de casa, no tiene el mismo valor nutritivo que la fruta entera. Es más sencillo darle a mi hija un jugo en caja que pelar una naranja fresca. Es más cómodo darle a mi hijo una caja de pasas en vez de rebanarle una manzana. Sin embargo, el *proceso* de comer y digerir comidas enteras es muy valioso.

La fibra que contienen una fruta entera y su piel es enorme. Una manzana tiene *10 veces* más fibra que una taza de jugo de manzana. Comer fruta entera también previene que consumas fructosa en exceso.

Nadie se come diez manzanas de una sentada. No obstante, si tomas una porción grande de jugo de manzana, es muy fácil consumir más azúcar de la que necesitas en un día. Los jugos más populares, como el de manzana o naranja, tienen la misma cantidad de azúcar que un refresco (cerca de diez cucharaditas llenas). El jugo de uva contiene 15 cucharaditas de azúcar, es prácticamente dulce líquido. Un estudio realizado a 250,000 personas sugiere que el consumo frecuente de bebidas de fruta podría ser más nocivo que cantidades similares de refresco.

Al tomar estos atajos y permitirle a una máquina que procese los alimentos en tu lugar, pierdes buena parte del valor nutritivo de la fruta. La fruta seca puede ser peor que los jugos. Si bien las versiones secas de tus frutas favoritas pueden ser cómodas, consumes más azúcar y nada de nutrientes.

Los arándanos y las pasas son una fuente de azúcar que con frecuencia se oculta en ensaladas que de otro modo serían saludables. Una sola taza de arándanos contiene 78 g de azúcar. Cuando utilicé la calculadora nutricional en uno de mis restaurantes favoritos, descubrí que las pasas elevaban el contenido de azúcar de mi ensalada de 3 g a la asombrosa cantidad de 30 g. Un ingrediente minúsculo y sutil arruinaba un platillo entero.

Cuando tengas la oportunidad, selecciona la presentación de un alimento que se acerque más a cómo se cultivó originalmente. El hecho de comerlo entero retardará tu consumo de azúcar. También te permitirá aprovechar su valor nutritivo completo.

No juzgues una caja por su portada

Las papas bañadas en mayonesa son una especie de "ensalada". Las malteadas ahora son *"smoothies"*. El agua con azúcar es "agua con vitaminas". Las papas fritas ahora se conocen como "frituras de verduras".

La efectividad de estos trucos de mercadotecnia es extraordinaria. Un estudio reveló que las personas más interesadas en comer bien tienen *más probabilidades* de seleccionar alimentos nocivos etiquetados como saludables. Se asume erróneamente que un platillo etiquetado como "ensalada" de algún modo es más sano que el mismo platillo etiquetado como "pasta". En un experimento similar, los participantes recibieron muestras de un producto etiquetado "chiclosos de fruta" o "chiclosos dulces". Sin saberlo, los participantes estaban comiendo *el mismo producto*, sólo que con una etiqueta distinta. Debido a las etiquetas engañosas, los consumidores creyeron que los "chiclosos de fruta" eran más saludables y por tanto comieron más.

Cuantas más atribuciones se haga un producto en su publicidad o empaque, mayor deberá ser tu escepticismo y cuestionamientos. Los profesionales de la mercadotecnia saben que con sólo utilizar el color verde en el empaque nos tienden la trampa de que el valor nutritivo del producto es mayor. Los alimentos que debes consumir son frutas y verduras enteras que no necesitan empaques extravagantes ni una campaña de publicidad a nivel nacional. Se sabe que los personajes animados en las cajas confunden a padres e hijos. Los empaques engañosos como estos ayudan a explicar por qué más de la mitad de los alimentos dirigidos a los niños contienen azúcar en cantidades excesivas.

Asegúrate de indagar más allá del nombre de la marca de todo lo que comas o bebas. No confíes en las estadísticas nutricionales selectivas de los empaques. Al productor le conviene subrayar los tres gramos de fibra y no los doce de azúcar.

Haz ruido en la noche

Tu organismo te pide que te levantes cuando ocurre algo inesperado. La mayoría de las cosas que te despiertan en la noche —algún sonido, movimiento, luz u otra fuente de alarma— no deberían hacerlo. Los sonidos estridentes, desde una pareja que ronca hasta un vecino ruidoso, son causas comunes. Generan discrepancia en lo que tus sentidos esperan e interrumpen el sueño.

Científicos descubrieron en un estudio que la presencia de ruido de fondo constante puede resultar muy efectiva para mejorar el sueño. Aquellos asignados a dormir en una habitación con ruido constante durmieron mucho mejor que el grupo controlado que durmió en una habitación silenciosa. Los investigadores monitorearon la actividad de los sujetos toda la noche mediante electroencefalografías y se dieron cuenta de que la calidad del sueño de las personas en las habitaciones ruidosas era superior.

Para quienes tenemos hijos pequeños, hay etapas en la vida en las que *quieres* despertarte para verificar si todo está bien. Si estás acampando en un parque en donde hay osos, lo mejor será no usar tapones para los oídos. Cuando piensas en estos escenarios entiendes por qué nos mantenemos alerta cuando ocurre algo fuera de lo común en la noche. Sin embargo, hoy en día la mayoría de los ruidos que nos despiertan no son clave para nuestra supervivencia.

Deshazte de las cosas que podrían asustarte en la noche. Después aumenta el ruido de fondo antes de irte a dormir. Puedes utilizar una máquina generadora de sonidos, un ventilador o una app; el ruido te ayudará a que las molestias sutiles no te molesten durante la noche. El reto es encontrar el umbral adecuado de volumen de fondo para repeler los ruidos no deseados (como una máquina de aire acondicionado ruidosa), pero que no te impida escuchar sonidos cruciales como una alarma contra incendios.

- Sustituye los frutos secos y los jugos con frutas enteras y otras alternativas saludables.
- Si te encuentras con un alimento cuyo empaque garantice que es saludable, revisa los ingredientes con mucho más detalle.
- Si en la noche te despiertan ruidos diversos, añade un sonido de fondo constante para evitar que el ruido interrumpa tu sueño. Intenta con un ventilador, una máquina generadora de sonidos o una app.

20 Perfecciona tu rutina

Cuanto menos fuego, mejor

A medida que una serie de estudios está saliendo a la luz, se está revelando que el cómo *preparas* tus alimentos puede ser igual de importante que el tipo de alimentos que consumes. Cuando asas en una plancha o parrilla o fríes la comida, los niveles de calor elevados y el carbón producen una clase de toxinas denominadas PGA (productos de glicación avanzada). Estos PGA, también producidos cuando la comida se esteriliza o pasteuriza, se han vinculado con la inflamación, la diabetes, la obesidad y el Alzheimer, entre otros padecimientos.

En palabras de un investigador médico destacado: "El consumo excesivo de alimentos fritos, asados a la plancha o a la parrilla puede saturar la capacidad natural del organismo para desprenderse de los PGA... así que se acumulan en los tejidos y se apropian de las defensas inherentes al organismo, orillándolas a sufrir un estado inflamatorio. Con el tiempo esto puede precipitar la aparición de enfermedades o el envejecimiento prematuro".

El desafío radica en que los PGA son muy engañosos. Con frecuencia producen aromas y sabores muy apetitosos. No obstante, lo quemado que se forma en la carne a la parrilla sobre todo, es la parte menos saludable. Es probable que cualquier cosa que forme una corteza o borde dorado produzca PGA, los cuales se asocian con el tipo de formación de placa común en las enfermedades cardiovasculares. Los derivados terminan en otros tejidos del organismo y a la larga, pueden resultar dañinos.

Si bien la investigación en torno a los efectos nocivos de estos métodos de cocción se encuentra en una etapa incipiente, otros estudios subrayan que comer alimentos crudos o cocidos al vapor nos ayuda a retener nutrientes adicionales con cada comida. Cuando de ti dependa cómo preparar tus alimentos, *dale prioridad a los alimentos frescos, cocidos al vapor o guisados, por encima de los fritos, asados a la plancha o a la parrilla.* Los resultados de evitar los alimentos fritos en particular pueden ser los más inmediatos.

Aprende a cocinar con humedad —intenta cocer al vapor, guisar o escalfar— para eludir el calor seco. Ten especial cuidado con cocer las verduras de más. Por ejemplo, si cocinas el brócoli hasta que quede suave, se puede perder su valor nutritivo. Cocina las verduras al vapor sólo unos minutos o hasta que estén crujientes. O cómelas crudas. Estas estrategias elementales te ayudarán a conservar los nutrientes de los alimentos. También aprenderás a disfrutar el sabor de la comida que consumes y no las partes quemadas de una parrilla sucia.

El camino al divorcio

Es probable que ningún otro invento haya reducido nuestros niveles de actividad a tal grado como el automóvil. Según un informe, la forma en la que hemos diseñado nuestro estilo de vida alrededor de los automóviles podría ser un factor que propicia la obesidad. Después de analizar estadísticas correspondientes a un periodo de 30 años, los científicos descubrieron que la relación entre el uso del vehículo y los índices de obesidad llegaba a 98 por ciento, una cifra atípicamente elevada. Si bien manejar es cómodo y en muchas ocasiones, la única opción práctica, tiene un precio oculto.

Si tú o tu pareja están considerando una oferta laboral que implique un traslado extenso, piénsenlo dos veces. Un estudio sueco reveló que las parejas cuyo traslado al trabajo excede los 45 minutos son *40 por ciento más propensas a divorciarse.* A la hora de decidir en dónde vivir o trabajar, es sencillo subestimar el tiempo en familia que se sacrifica cuando se viaja más de una hora en automóvil cada día.

Un estudio clásico titulado *El estrés no compensa: la paradoja del traslado,* reveló que ni siquiera un aumento de sueldo o una casa más grande hacen que valga la pena añadir una hora más a tu trayecto. Estos investigadores descubrieron que por cada hora adicional de traslado al día, se necesitaría un aumento de sueldo equivalente a 40 por ciento del total para compensar el tiempo de más en el coche. Con esto en mente, cuando consideres un cambio importante —en la escuela, trabajo y hogar— empieza por preguntarte si contribuirá a que te traslades menos y convivas más con tus seres queridos.

Si no tienes otra alternativa más que recorrer distancias largas para llegar a tu trabajo todos los días, piensa cómo reducir las horas detrás del volante. ¿Podrías ajustar tu horario laboral para no viajar en la hora pico? Pregunta en tu empresa si uno o dos días por semana puedes trabajar a distancia. En los días en los que no sea necesaria tu presencia física en la oficina —para reuniones u otras obligaciones que requieran que estés ahí—, pasar un par de horas en el coche es una pérdida de tiempo, es nocivo para tu salud y para las horas que podrían ser productivas.

Dormir de más sólo suena bien

Romper el ritmo de tu rutina diaria tiene consecuencias. El reloj de tu organismo —denominado ritmo circadiano— regula los ciclos del sueño y la vigilia. Cada órgano tiene sus propios genes del ritmo circadiano y éstos te ayudan a funcionar con eficiencia en el transcurso del día.

Cuando tu reloj biológico se trastorna (por el *jet lag*, un nuevo horario laboral o por comer a deshoras), contribuye a una serie de irregularidades: aumento de peso, problemas cardiacos o depresión. Esto podría explicar por qué el riesgo de tener un ataque cardiaco se eleva considerablemente durante los días posteriores a los cambios de horario. Estudios científicos recientes sugieren que los trastornos en el circuito del ritmo circadiano podrían incluso estimular la aparición y progreso del cáncer. Un estudio a gran escala encontró que las personas con apnea del sueño aguda corren un riesgo 65 por ciento mayor de padecer cáncer. A nivel personal, estos resultados me ayudaron a considerar el sueño una necesidad y no un lujo.

Un experimento que llevó a cabo la Escuela de Medicina de Harvard brinda algunas claves sobre cómo los cambios en los patrones del sueño ocasionan problemas serios. Como parte de un estudio cuidadosamente controlado, adultos sanos vivieron durante cinco semanas en un laboratorio. Sus patrones de sueño durante la primera semana eran óptimos, después, en las próximas tres semanas sufrieron alteraciones severas y por último; en la fase de recuperación, volvieron a la normalidad.

Durante la fase disruptiva, los participantes dormían 5.6 horas cada 24 horas. Además, se modificaban los horarios para simular sucesos de la vida real como viajes u horarios laborales cambiantes. El editor de la revista médica que publicó este estudio sintetizó: "Durante las tres semanas disruptivas, el control de la glucosa de los participantes se colapsó... la magnitud de la alteración... podría fácilmente favorecer el desarrollo de diabetes y obesidad..."

Un método sencillo para mantener tu reloj sincronizado es despertarte a la misma hora a diario. Si mantienes un horario consistente todos los días de la semana, es menos probable que tu reloj circadiano se altere y desestabilice. Despertarse a la misma hora todos los días también estabiliza la hora en la que te acuestas. Como mínimo, haz lo posible para evitar cambiar tus horarios, incluso cuando viajes. Aunque dormir hasta tarde los domingos suena muy bien, la realidad es que se paga después.

- Cuece al vapor alimentos saludables como pescado y verduras, en vez de asarlas con calor seco.
- Encuentra el modo de acortar el tiempo total de tus traslados semanales, como trasladarte sólo una vez por semana o manejar fuera de la hora pico.
- Despiértate en torno a la misma hora todos los días de la semana para mantener tu reloj interno estable.

---

21 Vivir el ahora

Compra comida que si no consumes, se echa a perder

Además de optar por frutas y verduras de colores oscuros, otro modo sencillo de saber si un alimento es benéfico es preguntarte qué tan rápido se echa a perder. Una de las razones por las cuales hoy en día la comida dura más es porque se altera mediante químicos para que dure meses en tu alacena. Los fabricantes de comida recurren a los conservadores porque les permiten extender el tiempo de vida en el anaquel de los productos. Puede que el arroz y la carne enlatada no conserven su sabor ideal durante toda la eternidad, pero sí tienen caducidad hasta por cinco años.

Revisa algunos de los alimentos que llevan meses o años ocultos en tu alacena. Supongo que se trata de arroz, pasta, enlatados, harinas, azúcar y similares. Pese a que está bien comer algunos de estos de vez en cuando, los alimentos que *no* duran años en la alacena suelen ser más saludables.

Siempre hay excepciones para esta norma, pero comer bien implica un esfuerzo adicional para abastecerse de alimentos saludables constantemente. Ve a la tienda con más frecuencia. Compra lo suficiente en vez de almacenar como si te prepararas para hibernar durante el invierno.

Es probable que tengas que ir de compras cada ciertos días en vez de abastecerte una vez al mes con productos que puedas almacenar para siempre. ¿Un poco más de esfuerzo? Sí. ¿Caminar a la tienda o al mercado de productores exige un poco de ejercicio extra? Eso espero.

Cómo te mueves importa

Una mujer joven está tan ensimismada enviando mensajes que se mete a un estanque poco profundo en un centro comercial. Mientras un hombre va leyendo sus correos en su teléfono inteligente se estrella con un poste. Tal vez hayas visto alguno de estos videos en línea. Incidentes como este se volverán más comunes. Cuando los peatones o conductores dejan de ponerle atención a su entorno puede resultar peligroso.

Cuando te cruces con gente en la calle o el pasillo, considera cómo se conducen. Observa con cuánta frecuencia las personas caminan con la cabeza agachada o encorvados. O lo absortas que están en sus aparatos portátiles sin importar que corran el riesgo de estrellarse con los demás por leer sus mensajes.

La "pose del teléfono inteligente" es nociva para las muñecas, cuello y espalda. Más allá de los problemas físicos evidentes, las malas posturas crean una impresión desfavorable. Según un estudio, las personas a quienes sencillamente se les pide adoptar posturas dominantes se sienten más en control y lidian con el estrés mucho mejor. Adoptar posturas poderosas también reduce el dolor.

La próxima vez que quieras proyectar seguridad, ponte de pie, camina o siéntate derecho. Para conservar una buena postura recuérdate mantener las orejas directamente por encima de los hombros y los hombros directamente por encima de las caderas. Esta alineación puede tonificar los músculos, reducir el dolor e incluso facilitar la respiración.

Evita que el estrés te arruine el sueño

Con el paso del tiempo el estrés deriva en la pérdida significativa de sueño. No obstante, es difícil eliminar los factores estresantes que te mantienen despierto justo antes de irte a dormir. Cuando investigadores examinan a individuos que son capaces de minimizar los niveles de estrés, descubren que cosas como hacer ejercicios de respiración ayudan un poco. Sin embargo, de todas las técnicas de control de estrés que he analizado, hay una en particular que resulta muy efectiva: la prevención.

La prevención del estrés comienza por estructurar tus días para *eludir situaciones tendentes a estresarte antes de que ocurran*. Esto es mucho más efectivo que respirar profundo o contar hasta diez. No sugiero que no debas casarte, trabajar o tener hijos para eludir el estrés. La mejor manera de rehuirle es prevenir situaciones estresantes menores por anticipado.

Es fundamental que te anticipes a este ciclo porque la falta de sueño produce estrés innecesario en el sistema inmune. Lo anterior te hace susceptible a contraer padecimientos comunes como resfriado o gripa. Los científicos están investigando más al respecto de este tema; el estrés crónico podría tener consecuencias funestas, como incitar la metástasis de ciertos tipos de cáncer.

Identifica los factores de estrés que te mantienen despierto por las noches, ya sean grandes o pequeños. Primero afronta los más grandes. Después identifica tus molestias menores y soluciónalas. Si puedes planear tus días para minimizar los factores recurrentes de estrés, dormirás mejor por las noches.

Un estudio reciente llegó a una conclusión interesante: el modo en que *lidias con el estrés* puede ser más determinante que el propio motivo del estrés. Si los factores cotidianos de estrés te molestan en exceso y después les sigues dando vueltas, tu salud podría verse afectada. No obstante, si tomas la decisión de aceptar lo sucedido y olvidarlo pronto, reduces el daño a largo plazo a tu salud y bienestar. La mayoría de los factores de estrés cotidianos no importarán dentro de un año, lo cual es un recordatorio útil. Así que la próxima vez que algo te estrese en exceso, recuerda que *tu reacción importa más que el suceso estresante.*

- Examina la comida que tienes en tu casa hoy mismo. Deshazte de los productos nocivos que llevan meses en la alacena.
- Si estás en movimiento, ya sea caminando o manejando, guarda tu teléfono en el bolsillo o en tu bolso.
- Identifica algo que te estrese con frecuencia. Esboza un plan para prevenir que ocurra.

---

22 Las soluciones definitivas para el antienvejecimiento

Broncéate con tomates

Aunque no te des cuenta, a partir de la apariencia física de una persona te apresuras a inferir cuán saludable es. O bien habrás percibido lo fácil que resulta identificar a un fumador según sus arrugas y piel maltratada. En contraste, el flujo sanguíneo constante y la vitalidad se notan en las caras de tus amigos que comen bien y hacen ejercicio todas las mañanas. Eres lo que comes y *tu apariencia depende de lo que comes.*

En un experimento reciente, un equipo de investigadores en Europa descubrió que quienes consumen más frutas y verduras de lo habitual tienen un brillo más saludable, o así los perciben los demás. Terceras personas incluso consideraron que los individuos poseedores de este "bronceado alimenticio" tenían una apariencia más saludable que quienes se broncean con la luz natural del sol. En palabras del doctor Ian Stephen: "La mayoría cree que la única forma de mejorar el color de la piel es broncearse, sin embargo, nuestro estudio revela que comer frutas y verduras en abundancia es mucho más efectivo". Los investigadores atribuyeron esta vitalidad en el tono de la piel al efecto de los carotenoides, abundantes en verduras como los jitomates y las zanahorias.

Lo que comes también tiene efecto en la calidad de tu cabello (o en la falta de éste). En promedio, el cabello crece cerca de un centímetro al mes y los nutrientes que consumes son los cimientos para el crecimiento de cabello, piel y uñas. Entre los alimentos que incrementan la salud y el grosor del cabello figuran las moras, el salmón, las espinacas y las nueces de Castilla. La clave es tener una dieta equilibrada que te proporcione los nutrientes adecuados.

Luce más joven a cada paso

La actividad física se refleja tanto en el exterior como en el interior. Los expertos evalúan las consecuencias físicas de varios padecimientos en ratones de laboratorio para establecer el efecto, positivo o negativo, de ciertos medicamentos o actividades en los seres humanos. Si bien en ocasiones estos estudios no consiguen traducirse en pruebas humanas, un experimento reciente en torno a la actividad y el envejecimiento nos brinda pistas prometedoras.

En este experimento, un equipo de investigadores programó genéticamente a un grupo de ratones para que envejeciera más rápido de lo normal. Los ratones que no se ejercitaron durante los primeros ocho meses de vida (el equivalente a los primeros sesenta años de vida de un ser humano) se volvieron extremadamente frágiles y decrépitos. Sus músculos y cerebros eran más pequeños, sus corazones en cambio eran demasiado grandes, tenían las gónadas encogidas y el cabello moteado y cano. Este grupo de ratones apenas podía moverse en sus jaulas y *todos murieron* antes de llegar al año de edad.

A otro grupo de ratones, también programado genéticamente para envejecer más rápido de lo normal, se le permitió correr en una rueda durante 45 minutos tres veces por semana desde los tres meses de edad (el equivalente a veinte años humanos). Los ratones realizaron este ejercicio vigoroso (el equivalente humano a recorrer treinta kilómetros por semana) durante cinco meses. Para el octavo mes, a diferencia de sus contrapartes sedentarias, los ratones que se ejercitaron conservaban su pelaje oscuro (sin canas) en su totalidad, la masa muscular y el volumen del cerebro estaba intacta y sus gónadas y corazones eran normales. Al año, *ninguno de los ratones que se había ejercitado había muerto* de causas naturales. El doctor Mark Tarnopolsky, investigador en jefe, lo resumió en esta declaración: "El ejercicio altera el curso del envejecimiento".

Es importante resaltar que el ritmo de estas sesiones de ejercicio de 45 minutos fue extenuante. El equivalente humano sería correr cerca de diez kilómetros a una velocidad de 8-9 minutos por kilómetro y medio tres días por semana. Si tu condición es buena y prefieres dividir el ejercicio vigoroso en un par de sesiones intensas por semana, esta es una alternativa efectiva. Incluso el doctor Tarnopolsky dudaba de si los humanos necesitaban ejercitarse a este ritmo para gozar de los beneficios. Sugiere que aquellos que han estado inactivos deberían empezar a caminar cinco minutos diarios y después aumentar gradualmente el nivel de actividad.

Duerme para impresionar

No hay nada más perjudicial para la percepción que otros tienen de nosotros como el efecto cosmético de la falta de sueño. Un estudio publicado en el *British Medical Journal* reveló que, sin lugar a dudas, las personas que no conocemos nos juzgan según lo descansados y somnolientos que parezcamos. Luego de pedirle a 65 espectadores sin preparación previa que evaluara las fotografías de sujetos que no habían dormido y descansado, los investigadores confirmaron lo obvio.

Sin contexto ni conocimiento previos, las personas aseguraron que los pertenecientes al grupo "falto de sueño" parecían menos saludables, menos atractivos y más cansados. Otros estudios confirman que los cambios relacionados con el insomnio y motivados por el estrés le brindan una apariencia deplorable a la piel debido a una serie de mecanismos fisiológicos.

La falta de sueño es uno de los únicos padecimientos graves que es visible en el exterior *antes* de que cause estragos en el interior. En los días que necesitas más energía y quieras causar una impresión física favorable, descansa bien por la noche. Si duermes bien con regularidad, con el tiempo este hábito te restará años.

- Come más zanahorias y jitomates para obtener un bronceado natural. Para tener la piel y el pelo sanos consume salmón y moras.
- Camina por lo menos cinco minutos al día para contrarrestar el envejecimiento. Realiza 45 minutos de actividad intensa por lo menos tres veces a la semana para detener el envejecimiento aún más.
- Cuando necesites verte fenomenal, duerme bien en la noche.

---

23 Dale una oportunidad a los alimentos saludables

Primero come lo más saludable

Un estudio de la década pasada reveló que el platillo con el que comienzas una comida sirve a manera de ancla para el resto de la comida. Hay experimentos que demuestran que las personas comen cerca de 50 por ciento más del primer alimento que consumen en una comida. Si empiezas con un pan, terminarás comiendo más almidones, menos proteína y mucho menos verduras. Si comienzas tu comida con un almidón, también es probable que comas más en general.

Empieza con el alimento más saludable de tu plato. Según la sabiduría ancestral, esto significa comenzar con la ensalada o las verduras. Si vas a comer algo que no es saludable, resérvalo para el final. Esto le dará a tu organismo la oportunidad de llenarse con las cosas sanas antes de pasar a los almidones, carbohidratos o postres azucarados. También te asegurará comer cantidades mayores de alimentos sanos.

Si sabes que estarás tentado a consumir alimentos contraproducentes, intenta *prepararte antes de la comida* ingiriendo algo sano. Encuentra alguna alternativa saludable para llenar un poco el estómago y disminuir el apetito. Un estudio demostró que el simple hecho de tomar un vaso grande de agua antes de cada comida resulta, a la larga, en la pérdida significativa de peso.

Una estrategia que me funciona es comer un refrigerio pequeño antes de ir a comer a algún lugar en donde sé que las alternativas saludables serán limitadas. Si voy a casa de un amigo que suele preparar carne y pasta, antes de salir de casa como nueces y verduras. Así es más fácil no excederme más tarde.

La forma adecuada de sentir euforia

Piensa en el tipo de ejercicio que hayas disfrutado más. Podría ser cualquier actividad, como correr, andar en bici, futbol americano, tenis, yoga o pilates. Identifica los mejores momentos de ese ejercicio en particular.

Cuando científicos analizan este fenómeno, descubren que el momento placentero se lleva a cabo durante o antes de alcanzar el "umbral ventilatorio", el *punto en el que respirar es tan difícil que te cuesta trabajo hablar*. Si bien son pocas las personas que se sienten mejor después de pasar el umbral, la mayoría lo hacemos cerca o antes de este punto.

Tenemos una adicción evolutiva al ejercicio. Nuestros ancestros más antiguos tenían que perseguir su próxima comida a pie y huir corriendo de sus depredadores. Los científicos especulan que por eso la llamada "euforia de los corredores" se volvió parte de nuestra evolución.

Investigadores están revelando cómo y cuándo ocurre este momento de euforia natural. La actividad intensa desencadena la liberación de químicos cerebrales llamados endocanabinoides, los cuales crean un sentimiento de placer muy potente. Cuando esto se analiza en el laboratorio, se le pide a los sujetos que caminen o corran en una caminadora durante treinta minutos; correr aumenta más del doble los niveles de endocanabinoides que libera el cerebro. Un médico describió lo que sucede cuando corre: "Cuando empiezas, te sientes un poco tieso... pero ya que calientas, todo se suelta... El corazón se fortalece. Crece. La cantidad de sangre que el corazón puede bombear aumenta".

Caminar es benéfico para la salud, pero no proporciona la misma euforia que correr. Trotar un par de veces a la semana puede darte cinco o seis años más de vida, pero no es un motivo convincente para salir a correr mañana. Si quieres un subidón de euforia inmediato, haz treinta minutos de ejercicio de alta intensidad.

Duerme hasta que llegue un nuevo día

Si tuviste un día terrible, el sueño MOR (sueño de movimiento ocular rápido) puede ser tu mejor defensa para sentirte mejor al día siguiente. Un equipo de investigadores de la Universidad de Berkeley descubrió que durante el sueño MOR la química del estrés se desactiva para que el cerebro pueda procesar las experiencias emotivas. Esta fase del sueño profundo atenúa los recuerdos difíciles. Según uno de los investigadores: "Durante el sueño MOR, los recuerdos se reactivan, se ponen en perspectiva, se conectan y se integran, aunque en un estado en el que los neuroquímicos que provocan el estrés están suprimidos para bien".

Para demostrarlo, los científicos dividieron a los sujetos del estudio en dos grupos; cada uno vio 150 imágenes emotivas con doce horas de diferencia, mientras un aparato de resonancia magnética medía su actividad cerebral. La mitad de los participantes vio las imágenes en la mañana y después otra vez en la noche (es decir, estuvieron despiertos entre las dos pruebas). La otra mitad vio las imágenes la primera vez en la noche y la segunda, a la mañana siguiente (así que este grupo durmió buena parte del periodo de doce horas entre cada prueba, en vez de mantenerse despiertos).

La reacción emotiva de los miembros del grupo que durmió entre cada exposición de imágenes registró una disminución considerable. Las resonancias de este grupo también mostraron una reducción dramática en la reactivación de la amígdala cerebral, la región que procesa las emociones. En el caso del grupo que durmió, los niveles de neuroquímicos en el cerebro que provocan el estrés también registraron un descenso notable.

Al final de un día difícil, recuerda que una noche de sueño profundo es capaz de acelerar tu recuperación. Considera el sueño como recibir anestesia antes de una cirugía. Le permite a tu cerebro hacer el trabajo más duro con menos dolor. Incluso si a la mañana siguiente no "has vuelto a la normalidad", te sentirás mejor que antes de haberte ido a dormir. En el mejor de los casos se sentirá como otro día.

- Empieza cada comida con lo *más* sano de tu plato y termina con lo *menos* sano.
- Identifica una actividad aeróbica que te inyecte euforia de manera natural. Hazla por lo menos una vez a la semana durante treinta minutos.
- Al final de un día atroz, antes de agravar los factores estresantes, permite que una noche de sueño profundo haga su labor reparadora.

24 Responsabilízate

Come un puñado

Recuerda la última vez que comiste en tu escritorio mientras trabajabas, viendo la tele o manejando. Supongo que comiste más de la cuenta y que disfrutaste menos la comida. Un estudio de Harvard argumentó que frente a la televisión, la gente consume 167 calorías *de más* por hora.

Tengo una debilidad por las almendras de chocolate amargo. Antes tomaba todo el bote y me sentaba frente a la tele. Aunque siempre me decía que sólo comería algunas, para cuando devolvía el bote a su lugar ya me había comido veinte. Hace poco decidí disciplinarme al permitirme este gusto indulgente. Ahora me obligo a tomar una porción del tamaño de un puño y dejar el bote en la alacena. Este cambio tan sencillo redujo mi consumo dos tercios.

Cuando un equipo de investigadores analizó los hábitos de consumo de quienes comen palomitas en el cine, descubrió que el sabor poco tiene que ver con la cantidad consumida. Aunque a nadie le gustan las palomitas viejas, los participantes que acostumbraban a comer palomitas en el cine comían las mismas sin importar que estuvieran frescas o rancias. La parte más interesante de este experimento sucedió cuando se le pidió a los cinéfilos que comieran sólo con su mano no dominante. Al emplear su mano menos adiestrada, los participantes del estudio comieron muchas menos palomitas.

Parece ser que necesitamos algo que nos ayude a recordar que hay que parar. Para adelantarte a los atracones no intencionados, cuando vayas a comer un refrigerio, limítate a un puñado. O bien sirve una porción en un plato, servilleta o tazón. Lo anterior te permitirá *fijar la cantidad* que planeas consumir con antelación. Así no tendrás que preocuparte por no poder parar por estar absorto en lo que estás haciendo. Otra estrategia es comer algo que suponga esfuerzo, como pistaches. Cuando tienes que esforzarte o poner atención, comes menos.

Tómate cinco fuera

La actividad al aire libre te brinda un poco de vigor complementario. Una serie de estudios reveló que hacer ejercicio en un entorno natural tiene más beneficios que entrenar en interiores. La actividad en exteriores incrementa la energía, las emociones positivas y los sentimientos de revitalización. Incluso tiende a reducir la tensión, la confusión, el enojo y la depresión.

Los individuos que participaron en estos estudios reportaron mayor placer y satisfacción por las actividades al aire libre. También era más probable que repitieran la actividad. Incluso si necesitas abrigarte en ciertas épocas del año, vale la pena hacerle frente al frío.

La buena noticia: sólo bastan *cinco minutos de actividad al aire libre* para levantar el ánimo. El estudio que hizo este hallazgo también concluyó que cualquier actividad al aire libre —caminar, hacer jardinería, andar en bici o pescar— funciona. Mejor aún, aprovecha esos minutos fuera de casa para socializar. Si tienes hijos, salgan a jugar a la pelota. Camina con un colega para ir por un café. Camina con tu pareja por su colonia, en la noche o en la mañana. Saca a pasear a tu perro. Recuerda, incluso las salidas breves son benéficas cuando hace frío.

Cualquier entorno es bueno, desde un sendero natural hasta una calle en una ciudad. Los días en los que corras el riesgo de no salir, sal a caminar aunque sea un momento. Producirá beneficios en tu salud mental y física.

La presión social te conviene

En vista de que hoy en día todos estamos muy ocupados, de vez en cuando necesitamos un "empujoncito" —así denominado por economistas conductuales— para ser más activos. Esta sensación de responsabilidad es una de las razones principales por las que la gente invierte en entrenadores personales o se compromete a tomar clases y actividades grupales. Saben que alguien más cuenta con su presencia y además supone una inversión financiera.

116

Una serie de estudios recientes reveló que incluso el efecto de empujones ocasionales es perdurable. Investigadores de la Universidad de Stanford reclutaron a 218 individuos y los dividieron en tres grupos. A todos los participantes se les pidió que se propusieran caminar media hora casi todos los días. El primer grupo fue de control, el segundo recibió mensajes pregrabados cada tres semanas con preguntas sobre sus patrones de ejercicio y el tercer grupo recibió llamadas de una persona que se mantuvo en contacto y los alentó durante el año que duró el estudio. A los que recibieron llamadas de una persona en vivo se les felicitaba cuando hacían ejercicio y se les animaba a hacer más en el futuro.

Al término de los doce meses, los tres grupos mostraron mejoría, quizá porque sabían que al final los evaluarían. El grupo que no recibió llamadas frecuentes aseguró haberse ejercitado cerca de dos horas a la semana. Los que recibieron llamadas y ánimos pregrabados se ejercitaron poco más de dos horas y media a la semana. El grupo que habló con una persona en vivo cada tres semanas pasó de ejercitarse poco más de hora y media a la semana al empezar el estudio a casi tres horas a la semana hacia el final del estudio.

Una simple llamada de otra persona casi duplica la actividad de los participantes en el transcurso de un año. Uno de los investigadores de Stanford afirmó que a veces se requiere más que fuerza de voluntad para modificar una conducta: "Se trate de fumar, ingerir alcohol o la falta de actividad física, el apoyo social previene las recaídas... algo sutil puede tener un efecto perdurable". Este y muchos otros estudios sugieren que casi cualquiera, incluso alguien que no conoces tan bien, te puede ayudar a responsabilizarte.

- Cuando quieras una botana rápida, toma un puñado y deja la caja o bote en su lugar.
- Sal al aire libre cinco minutos al día.
- Encuentra a alguien que te vigile con frecuencia y te haga responsabilizarte de mantenerte activo. Podría ser un amigo o un entrenador.

25 Medidas preventivas

Come para derrotar el cáncer

En Estados Unidos, a la mitad de la población masculina y un tercio de la femenina se le diagnosticará cáncer. Incluso si no recibes un diagnóstico formal, es probable que albergues células cancerígenas microscópicas en el organismo, minúsculas como para ser visibles en tomografías o resonancias magnéticas. Cuando investigadores realizan autopsias a personas que mueren en accidentes automovilísticos, a veces encuentran cánceres no diagnosticados. Según un investigador destacado, es probable que estos cánceres microscópicos se formen en nuestro organismo constantemente.

La mayoría de estos cánceres nunca crece lo suficiente como para convertirse en amenazas. Permanecen inactivos en el órgano que ocupan, tan pequeños como la punta de un bolígrafo, sin el suministro de sangre adecuado. Es aquí donde tu estilo de vida y dieta adquieren un papel fundamental, para bien o para mal.

Lo que comes tiene el potencial de reducir el riesgo de que estos cánceres crezcan y se extiendan. Se ha demostrado que la dieta y la actividad física disminuyen la reaparición de cualquier tipo de cáncer y prolongan la supervivencia. En mi experiencia, muchos de mis tumores de mayor tamaño no han aumentado en más de una década. Si bien no hay manera de saber qué tanto los cambios en mi dieta han retardado este crecimiento, sin duda mejoran el panorama.

Mantener un peso corporal delgado es buen comienzo para frenar todo crecimiento cancerígeno. Según estudios recientes, la obesidad es una especie de "promotor *bona fide* de tumores". La obesidad fomenta un estado inflamatorio crónico que facilita el crecimiento y propagación del cáncer en todo el cuerpo.

Estudios epidemiológicos sugieren que las personas obesas son 50 por ciento más propensas a manifestar cualquier tipo de cáncer. En el caso del cáncer de hígado, su riesgo aumenta hasta 450 por ciento. Todo apunta a que mantener un peso normal es una de las mejores estrategias para minimizar la incidencia de cáncer a largo plazo.

Para prevenir el crecimiento y propagación de células cancerígenas en el organismo, consume estos alimentos y bebidas en mayores cantidades: manzanas, alcachofas, moras azules, *bok choy*, brócoli, té verde, col rizada, limones, champiñones, frambuesas, uvas rojas, vino tinto, salmón, fresas y jitomates. También plantéate comer ingredientes empleados para sazonar los alimentos: canela, ajo, nuez moscada, perejil y cúrcuma, pues tienen propiedades preventivas.

Sustituye las comidas dulces o fritas con estos alimentos y especias. Si bien ninguna dieta puede prevenir o curar el cáncer por sí misma, con una dieta adecuada es perfectamente factible *disminuir las probabilidades* de desarrollarlo. Si alimentas bien a tu organismo, al mismo tiempo podrías estar matando de hambre al cáncer.

Una receta para hacer ejercicio

Los medicamentos deberían ser tu último recurso, no la primera línea defensiva. A la hora de recurrir a una de las muchas respuestas que ofrecen los medicamentos, no titubeamos. Si bien la mayoría de las veces la medicina es esencial y disminuye el riesgo inmediato que suponen los sucesos que atentan contra nuestra vida, a largo plazo no siempre son la solución.

En palabras del investigador médico Alex Clark, quien estudia el efecto del ejercicio en las funciones cardiacas: "*El ejercicio es un medicamento maravilla que aún no se embotella*". El ejercicio podría ser igual de eficaz que la medicina para aliviar todo tipo de padecimientos: desde la depresión hasta la migraña. Amigos míos que le han hecho frente a la depresión aseguran que la actividad regular es una de sus mejores defensas. La actividad física también puede contribuir a reducir la ingesta de analgésicos sin receta médica pues disminuye la inflamación.

Además, la actividad física habitual modifica tus genes de modo que podría beneficiar tu dieta. Cuando un grupo de científicos analizó el ADN de varios sujetos antes y después de que realizaran media hora de ejercicio, descubrió que la actividad alteraba la forma en la que el ADN producía proteínas especiales para el músculo cuyo fin es estimular el metabolismo. Este cambio incitaba a los músculos a quemar más grasas y azúcares, lo cual podría disminuir la necesidad de una variedad de medicamentos que ayudan al organismo a compensar debido a una dieta deficiente.

La próxima vez que vayas al médico, pregúntale qué medicamentos podrías tomar en menor dosis o incluso suspender si incluyeras suficiente actividad física de manera habitual. O bien actívate y comprueba si esto alivia tus síntomas. Quizá te beneficiarías de una receta que incluya ejercicio en vez del medicamento más novedoso.

Apréndete estos dos números de memoria

Pese a que cada año las enfermedades cardiovasculares son responsables de millones de muertes en todo el mundo, son uno de los padecimientos más prevenibles de los que se tiene noticia. Un estudio internacional que sentó precedente denominado Interheart, comparó a individuos de todos los continentes que habían tenido un ataque cardiaco con una cifra parecida de parientes que no lo habían tenido. Luego de analizar a más de 15,000 personas en todo el mundo, este estudio concluyó que *puedes controlar cerca de 90 por ciento de los factores de riesgo vinculados con los infartos.*

El colesterol alto, la presión sanguínea, la actividad física, el tabaquismo y la dieta influyen de forma notable en la incidencia de enfermedades cardiovasculares. Lo más importante es la prevención. Una vez que has tenido un infarto, las probabilidades de morir al año siguiente se elevan: 25 por ciento de los hombres y 38 por ciento de las mujeres que han tenido un infarto morirán al año siguiente. Por eso es crucial que te ocupes de tu salud cardiovascular antes de que sea demasiado tarde.

Comienza por conocer dos cifras fundamentales: tu colesterol y tu presión sanguínea. Según un artículo, conocer estas cifras "es clave para la salud cardiovascular en la misma medida que el alfabeto lo es para leer". En el caso del colesterol, identifica el equilibrio entre el colesterol bueno (HDL) y el malo (LDL), ya que la lectura del colesterol total puede ser confusa.

- Sustituye los alimentos dulces y fritos con especias y sabores más nutritivos.
- Que la actividad física se convierta en tu primera línea de defensa antes de recurrir a analgésicos u otros medicamentos.
- Conoce tu presión sanguínea y niveles de colesterol. Si desconoces estos valores revísalos el mes que entra. Repite el estudio cada año.

26 Despeja un sendero

Compra fuerza de voluntad en el supermercado

Las decisiones más influyentes para tu salud ocurren en el supermercado. Una vez que pongas algo en el carrito, bueno o malo, seguramente terminará en tu estómago. Incluso si tu elección desafortunada te genera remordimientos en el súper, una vez que llegues a tu casa, tu fuerza de voluntad tendrá poca injerencia. Para ese momento, y en vista de tu inversión, estará al alcance de tu mano.

Siempre que voy a la tienda de nuestra colonia, invierto buena parte de mi tiempo en la zona de productos frescos y pescados y mariscos. Procuro evitar los pasillos centrales ya que están abarrotados de productos nocivos y adictivos. Si no veo los pretzels salados, no hay forma de que terminen en mi carrito.

Ser consciente de tus propias tentaciones te brinda la oportunidad de tomar la delantera. Cuando estés en el súper, coloca los productos adecuados en el carrito para que las malas elecciones no lleguen a tu casa. Mejor todavía, haz una lista de alimentos saludables *con anticipación* para que sea menos probable que compres comida chatarra de manera impulsiva.

En la medida de lo posible, ve de compras cuando estés lleno. Cuanto más hambriento te encuentras, la calidad de tus decisiones alimenticias empeora. Si recorres los pasillos del súper con hambre, llenarás tu carrito con alimentos poco sanos. Acostúmbrate a hacer la compra después de comer, no antes. Si te anticipas a tu propio instinto, tomarás mejores decisiones. Después, en tu casa requerirás menos fuerza de voluntad para comer bien todos los días.

Limpia tu cerebro e intestino

Algunos de los mejores beneficios del ejercicio se ocultan bajo la superficie. A medida que los científicos realizan nuevos descubrimientos, todo parece indicar que el ejercicio "acelera la eliminación de basura del interior de las células de nuestro organismo". Estudios sugieren que el ejercicio habitual ayuda a las células a deshacerse de los residuos que se acumulan con el paso del tiempo, como los virus y las bacterias.

Entrenar todos los días incluso podría contribuir a eliminar los desechos del cerebro. Una serie de experimentos de laboratorio realizados a animales reveló que el ejercicio frecuente *revierte* los efectos adversos que una dieta rica en grasas tiene en el cerebro. Estos estudios sugieren que el ejercicio estimula la producción de sustancias que degradan las placas vinculadas con el Alzheimer.

Por fortuna, la cantidad de ejercicio que protegió los cerebros de la ratas y los ratones de laboratorio es equivalente a correr durante treinta minutos en el caso de los humanos. Cualquier actividad vigorosa funciona. No necesitas ser un corredor de larga distancia para gozar los beneficios que proporciona el ejercicio. Siempre y cuando tu cuerpo se mantenga en movimiento durante un par de horas al día, las cosas dentro del organismo no funcionarán despacio, no se obstruirán ni se atrofiarán.

Lo anterior explica por qué los expertos recomiendan ejercitarse con frecuencia para evitar el estreñimiento y para lograr descargas regulares. Por algo las rutas de los maratones están llenas de sanitarios portátiles. Entre esto y el sudor que produces durante cualquier actividad intensa, el ejercicio es uno de los métodos más rápidos y efectivos para evitar que el cuerpo se obstruya o funcione despacio.

Consúltalo con la almohada

Cuando necesites tomar una decisión importante, hazlo después de una noche de descanso. Un experimento demostró cuán importante es el sueño si quieres aprender y tomar decisiones acertadas. Los sujetos de este estudio aprendieron una técnica nueva para ganar un juego *en la noche* y después se fueron a sus casas a dormir; cuando volvieron la mañana siguiente sus elecciones fueron mejores.

En comparación, las personas que hicieron la misma actividad *en la mañana* y estuvieron despiertos durante el día para reflexionar, tuvieron resultados deficientes. El grupo que *durmió* tomó decisiones *cuatro veces* mejores que el grupo que permaneció despierto.

Por suerte, cuando a la gente se le pide resolver problemas sencillos, una noche de sueño no influye. En palabras de un experto en este tema: "Nuestro estudio demuestra que el efecto del sueño es mayor cuando los problemas que enfrentamos son difíciles. Parece que el sueño nos ayuda a resolverlos al recurrir a información poco relacionada con el problema inicial, información que no evocamos".

El axioma inmemorable "consúltalo con la almohada" se fundamenta en hechos científicos. La próxima vez que tengas que resolver un problema complejo o tomar una decisión importante, dale el tiempo y el sueño que merece.

- Selecciona un par de alimentos sanos. Cómpralos para tener siempre alternativas saludables en tu casa.
- Recurre al ejercicio vigoroso para despejar la mente y el organismo.
- Toma decisiones menores rápido para pasar a otra cosa. Sin embargo, cuando debas tomar una decisión importante, consúltalo con la almohada.

27 Establece hábitos nuevos

Guarda el pastel para *tu* cumpleaños

Todos los días es cumpleaños de alguien. Si alguna vez has trabajado en una oficina, habrás notado que hay varias "ocasiones especiales" cualquier día de la semana en las que suele haber dulces, pastelillos o pastel. Pese a que celebrar cumpleaños, aniversarios, días feriados y otras fechas importantes es sano, usarlas como excusa para comer azúcar y carbohidratos refinados no lo es. Aún peor, nuestro cálculo mental fallido nos permite olvidar, para nuestra conveniencia, estas "excepciones", aunque hayamos comido azúcar todo el día.

Piensa cómo mejorar los rituales familiares poco saludables. Comer en familia en casa, en vez de salir, es un buen comienzo. Si en tu casa las comidas giran en torno a los alimentos fritos, carbohidratos refinados u otros alimentos nocivos, comienza a cambiar las cosas. Considera eliminar los dulces si el postre es un ritual diario. Para aquellos con hijos, piensa en el mensaje que les transmites cuando, si se comen las verduras, los *premias* con helado. Como mínimo, añade algunos productos saludables para que tu familia tenga la oportunidad de elegir.

Para el postre sirve un tazón de fruta fresca o moras. Añade leche de coco o de linaza sin endulzar; se trata de una alternativa relativamente saludable con un sabor dulce. Estudios han concluido que las moras, en particular las moras azules y las fresas, son "amas de llaves naturales" para la salud. Las moras tienen diversos mecanismos antioxidantes que refuerzan la salud cerebral y disminuyen la incidencia de diabetes y mal de Parkinson. Según un informe, las moras cambian la comunicación entre las neuronas.

Estos cambios tienden a prevenir la inflamación del cerebro y a mejorar el control motriz y el pensamiento.

Sin duda las moras son opciones saludables para hacer postres creativos. Encontrarlas fuera de temporada supone un desafío. Si no hay moras frescas, opta por congeladas. Otra alternativa es hacer postres con frutas que se encuentran todo el año, como manzanas y plátanos. Recuerda, cualquier alimento natural es mejor que pastel o helado.

Date menos gustos indulgentes, pero disfruta más

Cuando te permites gustos indulgentes, disfrutas el décimo quinto bocado menos que el primero. Una recompensa ocasional intensifica la felicidad mucho más que si te dieras el gusto todos los días. Conservar la sensación de novedad podría mejorar tu salud y bienestar al mismo tiempo.

Como parte de un experimento se le pidió a un grupo de amantes del chocolate que comiera un trozo, luego todos se comprometieron a *no comer más* durante la siguiente semana. Después se le pidió a un segundo grupo de amantes del chocolate *que comiera lo que quisiera* en un lapso de una semana. Al segundo grupo se le entregó una bolsa de un kilo para cumplir su "objetivo".

Cuando los dos grupos regresaron al cabo de una semana, los participantes que consumieron chocolate diario lo disfrutaron mucho menos. Por otra parte, los participantes que no comieron chocolate en la semana lo disfrutaron tanto como siempre. *Renunciar* a una de sus recompensas favoritas durante una semana entera contribuyó a que los amantes del chocolate *renovaran su placer*.

Si no puedes imaginar la vida sin chocolate, hay buenas noticias: comer un poco de chocolate amargo supone beneficios para la salud. Porciones pequeñas de chocolate amargo tienen el potencial de reducir el riesgo de tener un infarto o un derrame cerebral. El chocolate con leche, el más común, no tiene el mismo efecto y el chocolate blanco no supone beneficio alguno. Incluso el chocolate amargo carece de beneficios si tiene algún relleno con azúcar.

Limítate a uno o dos cuadritos de chocolate amargo para que los efectos positivos superen los negativos. Intenta que una barra de chocolate dure un par de semanas. Si eres como yo y necesitas un empujoncito para superar la falta de fuerza de voluntad, compra cuadritos de chocolate empaquetados individualmente para no perder la cuenta. Busca chocolate con por lo menos 70 por ciento de cacao y poca azúcar añadida, ya que estas variedades contienen flavonoides adicionales y las ventajas que tienen en la salud cardiovascular son enormes.

Es probable que el mismo efecto de gratificación sea cierto para otros alimentos y bebidas. Si tomas tu vino favorito todas las semanas, seguro lo disfrutarás menos que si lo reservas para ocasiones especiales. Si sirves porciones pequeñas y te das gustos de vez en cuando, sentirás menos culpa, más placer y estarás más sano.

Date crédito para que cuente

El simple hecho de monitorear tu actividad física mejora los resultados de los objetivos que te plantees. Aunque sólo *saber* qué tan activo eres no parece tener el potencial de *modificar* tu salud, bien podría hacerlo. Un estudio fascinante dirigido por un equipo de investigadores de Harvard exploró el efecto de *decirle* a un grupo de mucamas cuántas calorías quemaba al día.

Para evaluarlo de forma objetiva, los investigadores dividieron a las mucamas de un hotel en dos grupos. Le dijeron al primer grupo que el trabajo que realizaban todos los días, limpiando las habitaciones del hotel, se consideraba ejercicio y cumplía con las recomendaciones generales del cirujano para llevar un estilo de vida activo. También le dieron a este grupo ejemplos de cómo se *ejercitaban* mediante sus labores diarias. Los investigadores siguieron al otro grupo de mucamas durante el mismo periodo. Estas mucamas llevaban a cabo las mismas actividades diarias que el primer grupo. Sin embargo, *no les dieron ninguna información sobre el valor de su ejercicio.*

Al cabo de cuatro semanas, las mucamas que recibieron información acerca del valor de sus actividades diarias, pesaban menos, su presión sanguínea era menor, tenían menos grasa corporal, la proporción entre su cintura y cadera era también menor y su índice de masa muscular disminuyó. El grupo controlado no obtuvo los mismos resultados, aunque continuaron realizando la misma actividad durante las cuatro semanas que duró el estudio. Queda claro que la información que los investigadores proporcionaron al primer grupo creó una especie de efecto placebo que mejoró los *resultados reales y objetivos.*

Repasa tus actividades diarias e identifica el ejercicio que le hace falta a tu contabilidad mental. Después, mientras realizas labores domésticas como jardinería o limpieza de la casa, ten en cuenta los beneficios que implican para tu salud. Mejor aún, utiliza una app para monitorear tus actividades. El hecho de ver que estos detalles se van acumulando, influye en tu salud de forma positiva. Cuanto más crédito te des, más beneficios obtienes.

- Reserva los postres azucarados para *tu propio* cumpleaños. En otras ocasiones, mejor come fruta o moras.
- Raciona tus gustos indulgentes favoritos para disfrutarlos aún más. Si no puedes imaginar la vida sin chocolate, come un par de trozos una vez a la semana.
- Intenta realizar una microactividad a partir de hoy, como subir por las escaleras o estacionarte lejos de la puerta.

---

28 Sé un pionero

El brócoli es el nuevo negro

Es probable que una manzana al día mantenga al médico en la lejanía, pero el efecto de comer brócoli todos los días es mayor. Estudios científicos recientes sugieren que consumir brócoli puede alterar la expresión de tus genes, lo cual tiene un papel fundamental a la hora de prevenir todo tipo de padecimientos, desde cáncer a enfermedades cardiovasculares. Un estudio enfocado en 4,886 supervivientes de cáncer de mama reveló que la mortalidad de las mujeres cuyo consumo de verduras se ubicaba en el cuartil más elevado disminuía 62 por ciento.

De todos los alimentos disponibles en el mundo hoy en día, de ninguno se ha realizado tal cantidad de estudios sobre sus propiedades benéficas para la salud como del brócoli. Es una fuente rica en antioxidantes, vitaminas y fibra. Los resultados de estas investigaciones indican que su actividad anticancerígena y beneficios para la salud cardiaca es enorme, podría prevenir la artritis y el asma y contribuye a cuidar la vista y estimular el sistema inmune. Y la gente por fin se está dando cuenta. En uno de los descubrimientos más alentadores que he leído en mucho tiempo, el consumo individual de brócoli fresco en Estados Unidos se ha *triplicado* en las tres décadas pasadas.

Encuentra formas de incluir brócoli y otras verduras crucíferas, como la coliflor, en tu dieta. Corta el brócoli en trocitos pequeños y agrégalo en una ensalada o en un guiso. Sazónalo con salsas y aderezos. Cuece brócoli fresco durante tres o cuatro minutos a fuego medio y después sazónalo con limón y pimienta. Si el brócoli no te gusta, prueba la col rizada, el *bok choy*, la col o las acelgas. Hay una infinidad de verduras verdes que puedes incluir en tu dieta y lo único que se requiere para hacerlo es un poco de creatividad.

Quédate con el café, el té y el agua

En estado líquido, el azúcar funciona sigilosamente. La próxima vez que entres al súper, mira las etiquetas de algunas bebidas. Te darás cuenta de que las más populares están plagadas de azúcares añadidos o sustitutos.

Hay tés cuyos edulcorantes contrarrestan el valor de sus antioxidantes. Muchos jugos de fruta tienen más azúcar de la que necesitas ingerir en una semana entera. Incluso las leches saludables, como la de almendra, coco o linaza, suelen tener azúcares añadidos a modo de saborizantes. A menos que estas bebidas especifiquen que "no contienen azúcar", debes asumir que están abarrotadas de azúcar añadido.

Cerca de la mitad de la población estadunidense consume una bebida azucarada *todos los días*, *sin* contar el jugo de fruta, los refrescos de dieta, la leche o el té endulzados. No obstante, beber una o dos bebidas azucaradas al día puede incrementar más de 25 por ciento el riesgo de desarrollar diabetes tipo 2, así como ciertos tipos de cáncer. Un estudio concluyó que *cada* bebida endulzada que tomemos al día aumenta 19 por ciento el riesgo de padecer enfermedades cardiovasculares. Un estudio de Harvard estimó que las bebidas azucaradas son responsables de 180,000 muertes al año.

La forma más sencilla de hidratarse es beber cantidades ilimitadas de bebidas realmente naturales como café, té y agua. Pese a que en el transcurso de los años el café ha recibido comentarios variados, estudios recientes en torno a su consumo apuntan a resultados francamente positivos. A menudo escucho a la gente decir que necesita dejar de tomar tanto café. Si bien en ciertos casos se debería eludir la cafeína, como en el de las mujeres embarazadas, para muchos el consumo regular de café supone beneficios reales.

Un estudio enfocado en 50,000 mujeres concluyó que aquellas que tomaban entre dos y tres tazas de café descafeinado observaban una disminución de 15 por ciento en el riesgo de tener depresión, a diferencia de las mujeres que tomaban una taza o menos al día. Tomar cuatro o más tazas implicaba más beneficios, al disminuir 20 por ciento el riesgo de depresión.

Estudios científicos recientes sugieren que los niveles elevados de antioxidantes que contiene el café también podrían reducir el riesgo de incidencia de algunos tipos de cáncer. Otros estudios han revelado que el café puede prolongar la vida pues disminuye el declive cognitivo propio de la edad, incrementa la resistencia cuando se realizan actividades durante lapsos prolongados y levanta el estado de ánimo. El café también podría proporcionar defensas contra la diabetes tipo 2. Algunos de los primeros experimentos en torno al café sugieren que el efecto de la cafeína en el organismo imita la contracción muscular que acompaña al ejercicio.

Si no toleras el café, el té es una alternativa fantástica pues contiene un cuarto de la cafeína del café y es más delicado con el estómago. El té verde en particular tiene una variedad de propiedades saludables: disminuye la inflamación, previene el cáncer y protege la piel. El té verde también es bueno para el cerebro, para el aprendizaje y la memoria. Ten cuidado de no consumir cafeína en la tarde y la noche para no alterar el sueño.

No olvides tomar mucha agua. La hidratación expulsa las toxinas de los órganos y proporciona nutrientes a las células. Además, crea un entorno húmedo en los oídos, nariz y garganta, lo cual minimiza la irritación diaria. Cuando tengo dolor de cabeza, sinusitis o alergias, en ocasiones tomar mucha agua tiene los mismos efectos que los medicamentos.

Corbatas y pantalones ajustados

Cualquier prenda que te incomode podría acarrear problemas a largo plazo. Los cinturones apretados pueden presionar nervios cruciales. Los pantalones de mezclilla entallados suelen interferir con la digestión y dar pie a lo que un médico denomina "el síndrome de los pantalones ajustados".

Las corbatas y los cuellos ajustados pueden limitar tus movimientos y disminuir la circulación de la sangre al cerebro. Las corbatas incluso pueden generar problemas en la vista, reducir movimiento en el cuello y aumentar la tensión en la espalda y los hombros. O como el empresario multimillonario Richard Branson dijo en tono más jocoso en una entrevista:

"No sé por qué se inventó la corbata… ahora todo el mundo se viste igual. A veces guardo unas tijeras en mi bolsillo para cortarle las corbatas a la gente. Creo que los jefes imponen las corbatas porque ellos mismos las tuvieron que usar durante cuarenta años y cuando ocupan sus puestos de responsabilidad ni locos dejan pasar la oportunidad de hacer sufrir a la próxima generación."

Los zapatos que no quedan bien son otra fuente de incomodidad diaria que puede causar problemas a largo plazo debido a la inflamación crónica. Los tacones que rebasan los cinco centímetros de altura están relacionados con una serie de males: estrés, fracturas y reducción de los tendones de Aquiles. Encuentra un par de zapatos que puedas usar durante periodos prolongados. Hay varias marcas, para hombres y mujeres, que se especializan en zapatos cómodos y cuyos modelos son completamente combinables con atuendos formales.

No estoy sugiriendo que empieces a ponerte pants y sandalias para ir a la oficina. Tener un aspecto profesional es importante en muchos contextos, pero puedes cumplir con el código de etiqueta sin sentirte incómodo. Al cabo de una década en los negocios, nunca he visto que una junta fracase porque alguien no se puso tacones o corbata. A menos que te sientas cómodo en tacones o corbata todos los días, reserva estos accesorios para ocasiones especiales.

- No permitas que pase un día sin haber comido algo verde. Come por lo menos una taza de brócoli o verdura verde al día.
- Sustituye los jugos, refrescos y bebidas azucaradas con agua, té, café u otras bebidas sin azúcar.
- Identifica una prenda que uses con frecuencia que te genere incomodidad y encuentra una alternativa cómoda.

29 Todo está conectado

Combate el riesgo con la comida

Los riesgos para tu salud son específicos de tu persona. Por eso los médicos preguntan sobre tu historial familiar y reúnen toda la información posible: peso, altura, presión sanguínea, etcétera. Tu doctor intenta actuar de la mejor manera posible a partir de tus factores de riesgo individuales. No obstante, ningún doctor podrá saberlo todo de tu salud.

Tus genes, entorno y decisiones contribuyen de forma única. Algunos elementos actúan en tu contra y otros combaten y ayudan. En este tira y afloja constante, el conocimiento es tu mejor aliado.

Empieza por identificar el riesgo más alto al que te enfrentas, ya sea cáncer, enfermedades cardiovasculares, diabetes o algo más específico. También ten en cuenta a tus amigos y seres queridos que estén lidiando con alguna enfermedad. Cuando veas las noticias presta atención a los titulares relacionados con estos temas.

Cuando encuentres algo que tiene.la capacidad de mejorar tu panorama, investiga más a fondo. No cambies tu dieta a partir de información poco fidedigna. Si te enfrentas con algo dudoso, dirígete a la fuente y decide si los hallazgos son pertinentes para tu salud.

Busca estudios que se hayan publicado en revistas médicas que cuenten con evaluación de sus pares, como *The New England Journal of Medicine* (NEJM), *Journal of the American Medical Association* (JAMA) o el *British Medical Journal* (BMJ). La Biblioteca Nacional de Medicina de Estados Unidos cuenta con una base de datos enorme que alberga estos artículos en su sitio pubmed.gov; el acceso es gratuito y es un buen lugar para comenzar. Una vez que la fuente te inspire confianza, consume lo que has aprendido que incrementa tus probabilidades de vivir más tiempo.

Baja de peso y duerme mejor

Cuanto mayor sea tu peso, más difícil te resultará dormir bien. Tener sobrepeso u obesidad no sólo supone una barrera para el descanso, también provoca somnolencia durante el día y falta de energía.

Bajar de peso es una de las mejores soluciones para contrarrestar la fatiga excesiva. Sin embargo, es recíproco. Con el tiempo, dormir bien también ayuda a bajar de peso. A medida que el peso disminuye, el sueño mejora y se reduce el riesgo de desarrollar otras enfermedades como diabetes, presión sanguínea elevada y del tipo cardiovascular.

Si hoy en día pesas más de lo que deberías, deshacerte de algunos kilos podría tener repercusiones significativas en la calidad de tu descanso. Un estudio de la Universidad Johns Hopkins reveló que la dieta y la actividad física mejoran la calidad del sueño de las personas con sobrepeso. En especial reducir la grasa abdominal resultó en una calidad de descanso mejor.

Una estrategia para bajar de peso es sustituir una hora de televisión con una hora de descanso. Este cambio tan sencillo podría resultar en la pérdida sustancial de peso con el tiempo. Un estudio sobre este tema sugiere que cambiar una hora de televisión por una de sueño podría resultar en la pérdida de más de seis kilos en un año.

Si puedes mantenerte esbelto, dormirás mejor. Dormir mejor reducirá tu apetito y contribuirá a que tomes decisiones acertadas en torno a tu dieta. Debido a que el sueño y la dieta están muy vinculados, puedes crear una espiral ascendente en la que ambos se alimenten el uno al otro de forma positiva. Recuerda, comienza con tu próxima comida: un día de consumir alimentos adecuados y una noche de descanso inicia el ciclo positivo.

Ocho es suficiente

Piensa cuántas horas consideras que debes dormir para descansar. Tener expectativas claras sobre cuánto tiempo quieres dormir todas las noches es un buen punto de partida para mejorar la calidad del sueño. La cantidad de descanso nocturno que requerimos varía de una persona a otra. Conozco a personas que aseguran que se sienten mejor con seis horas de sueño profundo, otras dicen que lo ideal son ocho o nueve horas.

Cuando expertos analizaron la cantidad exacta de sueño que las personas necesitan para sentirse descansadas, descubrieron que 95 por ciento de nosotros requerimos entre siete y nueve horas al día. En experimentos controlados en los que se situó a sujetos en un ambiente sin relojes ni ventanas y se les pidió que durmieran cuando tuvieran ganas, sólo 2.5 por ciento de ellos (uno de cada cuarenta) se sintió bien descansado con menos de siete horas cada noche. Otro 2.5 por ciento necesitó nueve horas o más.

A partir de este estudio y diversas investigaciones académicas, es seguro afirmar que la mayoría requiere, en promedio, ocho horas de descanso. Cuando los científicos examinan la cantidad de sueño que la gente necesita, utilizan programas de cómputo para monitorear qué tan alertas están los participantes mientras realizan labores en pantalla. Quienes han dormido sólo siete horas no tienen tan buenos resultados como los participantes que duermen más de ocho horas.

Por otra parte, quienes duermen más de nueve horas todas las noches podrían *incrementar* el riesgo de padecer varias enfermedades, desde obesidad hasta depresión. Así que el rango adecuado oscila entre siete y nueve horas de sueño, según la reacción única que tu organismo tenga ante el sueño. La mayoría necesita dormir siete horas para funcionar al día siguiente e idealmente, ocho para tener mucha energía y sentirse muy bien.

- Identifica un factor de riesgo para tu salud. Dedica una hora a estudiar qué alimentos podrías consumir para reducir ese riesgo.
- Procura o mantén un peso normal para mejorar tus probabilidades de dormir bien. Si necesitas bajar un par de kilos, cambia una hora de televisión por una de sueño.
- Organiza tu horario de forma que garantices dormir por lo menos ocho horas todas las noches.

30 En resumen

Todas las comidas cuentan

Todos los bocados y tragos cuentan. En el momento que ingieres algo, se desplaza por tu cuerpo y va creando efectos positivos o negativos en varios sitios. Una dona o una bebida azucarada, por ejemplo, te da un subidón inmediato y para cuando lo digieres, causa más daños que bienestar. Por otra parte, una ensalada de hojas verdes funciona como una ama de llaves virtual: limpia los elementos nocivos en tu organismo y deposita nutrientes.

Cuando investigadores llevaron a individuos a un laboratorio para analizar el efecto de una comida deficiente, llegaron a conclusiones sorprendentes. Un grupo comió sano: salmón, almendras y verduras. Un par de horas después, los investigadores realizaron un ultrasonido de las arterias de estas personas. En este grupo, las arterias se dilataban con normalidad (comparado con una tomografía estándar inicial) y su flujo sanguíneo era bueno.

Al segundo grupo se le indicó comer un sándwich con salchicha, huevo y queso y tres croquetas de papa. A este grupo también se le realizaron tomografías de las arterias antes y después de la comida. Como resultado de una comida deficiente, las arterias de los participantes de este grupo se dilataron *24 por ciento menos* que su estado original. Este estudio sugiere que *todas las comidas* influyen en la capacidad del organismo para funcionar correctamente.

Cada gramo que consumas es una ganancia positiva o negativa para cuando el organismo lo procesa. El simple hecho de intentar comer mejor no te hace estar más sano. La salud mejora con cada bocado. Una vez que sabes qué alimentos y bebidas son más benéficos que nocivos, sopesa tus elecciones en el transcurso del día como si pudieras ver el efecto inmediato de cada una de tus decisiones en tu cuerpo.

Dale prioridad al movimiento frente al ejercicio

¿Cuánto deberías ejercitarte? Las respuestas científicas a esta pregunta suelen diferir según el tipo de ejercicio y si el estudio en cuestión se enfocó en las enfermedades cardiovasculares, la pérdida de peso u otros objetivos. No obstante, para la mayoría existe una respuesta sencilla: *un poco más de lo que estás ejercitando hoy.*

El debate sobre si necesitamos 30 o 60 minutos de ejercicio al día, cinco o seis días por semana, es más filosófico que práctico. Si no haces ejercicio, comienza por caminar un par de veces por semana o dedica quince minutos a alguna actividad que aumente tu ritmo cardiaco.

Un estudio a gran escala concluyó que incluso quince minutos de actividad diaria podrían sumar tres años más de vida. A partir de esa cifra inicial cada quince minutos de actividad diaria reduce la mortalidad cuatro por ciento. Lo menos aconsejable es establecer una meta tan irreal o intimidante que te desanime. Asegúrate de no ejercitar al grado de fatigarte o provocar dolor muscular excesivo, lo cual podría disuadirte de mantenerte activo al día siguiente.

Si ya ejercitas treinta minutos dos o tres veces por semana, estírate cuatro o cinco veces por semana. Incluso cuando llegues a la recomendación general de 150 minutos de actividad entre moderada e intensa por semana, la actividad física adicional surtirá efectos positivos.

Toma nota mentalmente del resultado inmediato que te brinda el tiempo que inviertes en mantenerte activo. Aprovéchalo para tener más energía y placer para seguir adelante. Incorpora el movimiento en tu estilo de vida normal para que no tengas que preocuparte por "mantenerte en forma". Si agregas estos momentos pequeños a tu rutina, un año después te darás cuenta de que también estás en forma.

Invierte en tu descanso por el bien de tu futuro

Cuanto mejor duermas, mejor comerás. Estudios científicos han demostrado que dormir bien aumenta la producción de una hormona digestiva llamada leptina, la cual evita que comas en exceso. Asimismo, dormir bien *reduce* la producción de otra hormona digestiva llamada ghrelina, la cual estimula el apetito.

Esto podría explicar por qué dormir poco no sólo aumenta el apetito, sino que induce a comer alimentos ricos en calorías y carbohidratos, así como dulces. Cuando estás desvelado, los alimentos nocivos activan regiones en el cerebro vinculadas con la adicción y el control del comportamiento. A partir de estudios experimentales en torno al sueño, un investigador sugirió que esto podría explicar nuestra preferencia por alimentos ricos en grasas y azúcares cuando estamos cansados.

Este es otro ejemplo de qué tan relacionados están la dieta, la actividad física y los patrones de sueño en el transcurso de un día. Al analizar algunas de las causas principales de la obesidad, resulta sencillo asegurar que la dieta y el ejercicio son los remedios, sin embargo, el sueño también pertenece a esta categoría. Para comer mejor, asegúrate de que tu próxima comida tenga en cuenta la calidad de tus horas de descanso.

Al considerar la salud, no se le suele dar importancia al sueño. Con todas las cosas que tienes que hacer en el transcurso del día, una hora menos de sueño parece la mejor solución para tener más tiempo. No obstante, es una trampa. El sueño no es un lujo, es una necesidad.

Si duermes menos, comes más. Recuerdas menos cosas. Te enfermas con más frecuencia. Luces mal. Y el sueño deficiente provoca presión sanguínea elevada, irritabilidad, decisiones pobres, te impide ejercitarte y en general causa estragos en tu bienestar.

Antes de otra cosa, dale prioridad a dormir ocho horas. Cuando le das su lugar a tus horas de sueño, es más probable que tengas un entrenamiento más provechoso, trabajes más y trates mejor a tus seres queridos. Recuerda: cada hora extra de sueño es una inversión positiva, no un dispendio.

- Con cada bocado ten en cuenta cómo éste puede beneficiar tu organismo. A partir de lo que sabes toma mejores decisiones en el momento.
- Mantente activo todos los días del año. Utiliza más las escaleras mañana.
- Todos los días invierte más tiempo y energía en comer sanamente, hacer actividades con tus amigos y dormir bien.

Ideas finales

Súmalo todo

Come bien. Muévete más. Duerme mejor. Cuando combines estas tres cosas verás que, en conjunto, los beneficios serán mayores que la suma de sus partes.

Comer bien no basta. El ejercicio por sí mismo es insuficiente. Dormir bien, de forma aislada, no es adecuado. Cuando concentras tu energía sólo en una de estas actividades, suele ser a costa de la otra. Es fundamental pensar en los tres elementos juntos.

Ingerir los alimentos adecuados te proporciona energía para tu próximo entrenamiento y mejora la calidad del descanso. Si duermes bien es más probable que al día siguiente consumas alimentos sanos. Por eso la magia real radica en la *intersección entre comer, moverse y dormir*. Si puedes hacer las tres cosas adecuadamente, tendrás más energía durante el día y aumentarán tus probabilidades de vivir una vida longeva y saludable.

Como mencioné en la introducción, la vida misma es un juego de probabilidades. Vamos restando día por día. Las decisiones y conductas pequeñas resultan muy relevantes. En especial si hoy en día eres susceptible de padecer o ya padeces alguna enfermedad, tus hábitos alimenticios, de movimiento y sueño son *lo único sobre lo que tienes control*.

Una vez que comiences a mejorar tus probabilidades de vivir más, ve un paso más allá. *Crea una cultura saludable en tu entorno*. Reconsidera todo con esto en mente. Poner el ejemplo es la mejor manera de incrementar la salud de tus seres queridos.

Considera cómo llevar alimentos saludables a tu casa para tu beneficio y el de tu familia. Busca amigos o colegas que te ayuden a mantenerte activo. Crea un ambiente en el que la regla general sea dormir bien por la noche.

Ayúdate, y después ayuda a tus seres queridos a vivir como si la vida dependiera de ello. Porque así es.

Apéndice A
Cómo fomentar la salud
y el bienestar en las empresas

Mejorar la salud y el bienestar *es* asunto de las empresas. No importa si eres productor o prestador de servicios, es tu responsabilidad demostrar que los esfuerzos de tu empresa tienen un efecto positivo en las vidas de tus clientes, empleados o las comunidades a las que atiendes. Es improbable que las compañías que no logran demostrar que agregan valor a la sociedad sobrevivan en el futuro. Por otra parte, aquellas que demuestran que agregan valor a las vidas de las personas seguirán creciendo y prosperando.

Fomentar el bienestar comienza con tus empleados actuales y con aquellos que se incorporarán a tu empresa en el futuro. Los individuos quieren formar parte de una empresa, por lo menos en principio, porque creen que pueden lograr más juntos que aislados. Existe una suposición fundamental: la vida de un empleado debería ser mejor y la empresa debería hacer más como resultado de este contrato tácito entre un empleado y su empresa.

Si bien algunas compañías están mostrándole a sus empleados cómo hacer una diferencia en sus vidas personales, no es el caso de la inmensa mayoría. De modo que las empresas que no se interesan en el bienestar de sus empleados se encuentran en desventaja. Hoy en día la mayoría de las compañías se limitan a evaluar si sus empleados están satisfechos o interesados en su trabajo. Como alguien que ha trabajado más de una década en este campo, puedo decir con plena seguridad que la satisfacción o interés de los empleados no es suficiente.

Evaluar el interés o el esfuerzo discrecional que un empleado contribuye en el trabajo es indispensable. Pero, también es *unidireccional*. Si soy un empleado de tu empresa, es importante saber cómo soy útil para la empresa. Sin embargo, esto no me dice cuáles son los beneficios de ser parte de la organización. Si consideras esta idea desde un punto de vista personal, todos queremos hacer bien nuestro trabajo y al mismo tiempo, mejorar nuestras vidas.

Toda la información que los empleados tienen a su disposición hoy en día implica que encontrarán el modo de trabajar para una empresa que les proporcione estabilidad financiera y que además contribuya a mejorar su salud y bienestar. Hace un par de décadas, las empresas podían contratar a alguien, exprimirlo hasta la fatiga y después contratar a su siguiente víctima desprevenida. Gracias a la información disponible en línea, hoy cualquiera puede investigar a las compañías e incluso los puestos de trabajo mediante una búsqueda sencilla y un par de clics.

Si estás dispuesto a invertir en la salud y el bienestar de tu fuerza laboral, todos estos esfuerzos te favorecerán. Es posible que una organización mejore significativamente la vida de sus empleados actuales y futuros. Hacerlo conlleva mucha dedicación y esfuerzo, sin embargo, la inversión tiene resultados directos e indirectos. Además de las ventajas evidentes —como disminución de los costos en los servicios de asistencia médica, ausencias y rotación—, los beneficios menos tangibles son aún mayores.

En el futuro, las compañías que ayudan a sus empleados constantemente a mejorar su salud y bienestar reclutarán a individuos más talentosos. Sus empleados tendrán más energía en el trato diario con los clientes. Los miembros de la comunidad se darán cuenta de la diferencia que esto conlleva y tendrán una percepción muy distinta de tu marca como organización... Aunque estos cambios toman su tiempo, todo comienza por construir una cultura de bienestar, un grupo de trabajo a la vez.

Tu compañía es una red social vasta

Para bien o para mal, nuestros lugares de trabajo son las redes sociales más amplias de la sociedad hoy en día. Esto quiere decir que estas redes también pueden emplearse para crear cambios sociales sustanciales. Al recordar cómo pudimos revertir la tendencia elevada del tabaquismo hace varios años, solemos otorgarle buena parte del crédito a las campañas de salud pública y a las advertencias en las cajetillas de los cigarros.

No obstante, al considerar que la gente de hecho dejó de fumar me doy cuenta de que este cambio se instrumentó en nuestras redes sociales más importantes. Al cabo de una década dejamos de fumar en las oficinas, restaurantes, tiendas, trenes y aviones. Desde estos lugares en donde nos congregamos durante el día de forma natural, ante todo en los lugares de trabajo, se envió un mensaje potente y coordinado que apuntó que fumar ya no era aceptable ni dentro ni fuera de un edificio.

Hace poco las mismas presiones sociales en el trabajo influyeron en mis propios hábitos y conductas. Cuando un grupo de gente joven en mi oficina comenzó a llevar tazas de café reutilizables y botellas de agua, la presión social sutil que esto ejerció cambió mis hábitos sin que nadie dijera ni media palabra. No quería ser el sujeto en la cocina que tirara tazas de papel a diario. Lo mismo ocurre todos los días con los alimentos que llevamos al trabajo. Aunque no te des cuenta, las normas sociales, positivas y negativas, influyen en tus elecciones.

Por eso estoy convencido de que las empresas para las que trabajamos son las redes más vastas e influyentes, capaces de suscitar cambios fundamentales. Para que cada uno como individuo pueda llevar una vida más saludable y, al mismo tiempo, enriquecer la salud colectiva de nuestras comunidades, necesitamos compañías que nos guíen. Algunos ejemplos históricos que he analizado dejan claro que podemos crear una serie de hábitos saludables y fomentar el bienestar si un par de empresas son capaces de poner el ejemplo.

La creación de empresas saludables comienza por reconocer que es un tema que a todos nos compete. Cada uno de los empleados de una compañía está interesado en tener colegas con más energía y bienestar. Además de los elementos tácticos —como la reducción de las primas del seguro médico de los empleados—, es mucho más agradable y energético llegar a un lugar de trabajo que invierte en y valora el bienestar de sus empleados.

Por desgracia, muchos programas de salud fomentados por empresas están ignorando estas redes sociales que son parte intrínseca de cualquier empresa. Como resultado, los empleados no hablan entre ellos sobre salud y bienestar, pese a que es asunto de todos. Esto sucede cuando nadie asume la responsabilidad y la salud de los empleados se gestiona como cualquier otro gasto.

Tanto las compañías como los empleados necesitan empezar a hablar sobre la salud como una inversión, no un gasto. Como individuo, necesito mantenerme sano para contribuir más en mi trabajo, para disfrutar mis días, ser un buen padre y hacer mucho más por mi comunidad. También necesitamos directores y colegas a quienes les preocupe nuestra salud, así como líderes que estén comprometidos con mejorar el bienestar de su fuerza laboral. Por eso toda iniciativa en torno a la salud y el bienestar debe implicar a todas estas redes fundamentales de una empresa.

Cómo crear una cultura de la salud y el bienestar

La cultura organizativa que estime la salud y el bienestar comienza con los mensajes que los líderes le envían a sus empleados a diario. No me refiero a mensajes corporativos relacionados con las políticas de asistencia médica ni con los programas de beneficios. Es importante tener estos elementos en orden, no obstante, su efecto no será el mismo si no están acompañados de líderes que inviertan en su propia salud y bienestar.

Una de las cosas más importantes que he aprendido desde que publiqué la primera edición de *Come, muévete, duerme* es que los líderes del mundo empresarial son los primeros en restarle prioridad a su salud. Con las mejores intenciones, sienten que necesitan poner el ejemplo trabajando muchas horas o sacrificando horas de sueño o de convivencia familiar. No obstante, la realidad es que estos líderes serían mucho más eficientes en sus trabajos si *le dieran prioridad a su salud y bienestar.*

Si eres un buen líder en tu empresa, necesitas hacer actividad física, dormir bien y tener una dieta equilibrada para ser eficiente en tu trabajo hoy. Cuando duermes poco o no haces ejercicio, es menos probable que por la tarde trates bien a tus empleados, tengas ideas creativas o que la calidad de tu trabajo sea buena. En breve, ser la mejor versión de ti todos los días implica que tu salud ocupe el primer lugar en tu lista de prioridades diarias. Entiendo que esto puede ser difícil, sobre todo en temporadas de mucho trabajo, pero recuerda que estás en deuda contigo y los demás.

Los líderes necesitan poner el ejemplo correcto a la gente que ve lo que hacen todos los días. Debido a que temas como la salud y la nutrición en particular pueden ser delicados en el área de trabajo, una de las pocas cosas que *puede* hacer un líder es poner el ejemplo. Si los líderes de una empresa se toman tiempo para hacer alguna actividad física a mitad del día y entablan conversaciones con sus empleados, crean un ambiente positivo.

Cuando los líderes se preocupan por tener alimentos saludables en la oficina, incluso si hay quienes no le dan ninguna importancia al principio, propician cambios en los hábitos de los empleados. Si un ejecutivo le pide a su equipo mayores resultados en menos tiempo para que tengan tiempo de ejercitar, dormir bien y convivir con sus familias, esto envía un mensaje a los empleados de toda la empresa. En mi experiencia, poner estos ejemplos es igual de importante que invertir recursos e incentivos financieros en programas de salud específicos. Si los líderes no están poniendo ejemplos positivos, invertir en este tipo de programas podría incluso ser contraproducente. Por suerte, todo comienza con una persona influyente que cree un entorno positivo.

Campeones locales de la salud, el bienestar y el rendimiento

Las iniciativas relacionadas con la salud y el bienestar funcionan gracias a expertos, campeones y directores dedicados que marcan la diferencia dentro de sus equipos de trabajo todos los días. En casi todas las empresas con las que he trabajado para mejorar el bienestar de sus empleados, el éxito ha comenzado con una persona sumamente apasionada. Mi experiencia en este rubro me ha enseñado lo mucho que puede lograr una persona, incluso en el contexto de una compañía grande.

Lo más importante que he aprendido de estos campeones del bienestar es que la oportunidad para la mejora reside en que equipos de trabajo individuales se interesen a fondo. Una de las personas más influyentes en la vida de un empleado es su jefe directo. A partir de toda la investigación que he llevado a cabo y analizado, esta relación podría ser igual de influyente para la salud de un empleado que la relación con su médico.

Por eso es fundamental para todo el que dirija a un equipo de gente que se concentre aún más en mejorar el bienestar general de ese equipo. Cuando una persona tiene un director cuyo trabajo es deficiente o que sencillamente no pone atención a este punto, se suscitan resultados mentales y físicos negativos. En cambio, cuando una persona tiene un director maravilloso que se preocupa por su bienestar, surte un efecto profundo en ese empleado, en sus amigos y familia.

En 2014 realicé una encuesta para la nueva edición de *Come, muévete, duerme*, la cual sugiere que las dos influencias más importantes en el bienestar laboral de un individuo son su jefe directo y su grupo de colegas. La encuesta reveló que el jefe tiene la misma influencia que el grupo de colegas, así que la influencia de ese jefe local es superior cuando se le compara con un grupo pequeño de colegas, sobre todo en el caso de líderes de alto nivel.

Este estudio sugiere que la influencia de un jefe y un grupo de colegas en el bienestar de un empleado es casi *tres veces* mayor que la de los líderes de la empresa, cuya influencia en una audiencia más vasta es indirecta. Por eso resulta esencial que los directores y equipos de trabajo se preocupen por su salud y bienestar. Hoy en día, la inmensa mayoría de los debates en torno a la salud y el bienestar se derivan de los beneficios y planes de seguros de cada uno de los empleados, y se están ignorando estas redes tan influyentes.

El futuro del bienestar

La forma en que las empresas hablan sobre la salud y el bienestar hoy en día debe cambiar. Abordar estas iniciativas importantes en términos correctivos —como riesgos a la salud, enfermedades y similares— ahuyenta a los empleados y minimiza la importancia de hablar sobre temas relacionados en el trabajo. Si te detienes a pensar en el propósito general, te darás cuenta de que todos intentamos mejorar la calidad y la eficiencia en nuestros lugares de trabajo al tiempo que mejoramos las vidas de los empleados. Por fortuna, cuando analizo la información disponible, estas dos cosas no suelen entrar en conflicto.

Lo mejor para un empleado como individuo suele ser lo mejor para la empresa. Los mejores directores en una compañía saben que su labor es contribuir a que sus empleados aprendan, crezcan y tengan logros. Para que la gente mejore su rendimiento en el trabajo, necesita energía mental y física para dar lo mejor de sí día con día.

No existe nada más importante para el rendimiento de un equipo de trabajo que asegurarse de que cada miembro del equipo tenga un nivel óptimo de salud y bienestar. Por eso necesitamos concentrarnos en cómo trabajan los equipos a diario para analizar el tema a fondo. Cuando cada miembro de un equipo se da cuenta de que el grupo está interesado en incrementar su energía y bienestar, esto fomenta un debate más valioso.

El elemento fundamental de este debate es que se centra en que las decisiones diarias tienen la capacidad de mejorar la salud, el bienestar, la energía y el rendimiento. Llevar este debate al lugar de trabajo es mucho más natural y motivador que preocuparse por hablar de temas delicados como la pérdida de peso. En breve, este debate debería centrarse en acciones y conductas colectivas con la capacidad de mejorar el bienestar de todos, no en reducir enfermedades crónicas.

Por suerte, nos encontramos en un momento único en el que la tecnología nos permite acelerar estos debates urgentes. Desde que llegaron al mercado los primeros aparatos portátiles para monitorear la actividad física, se han disparado los debates informales sobre este tema entre equipos de trabajo. En casi todas las empresas que visito, un buen número de personas lleva brazaletes, clips y otros aparatos para medir su actividad física.

Más aún, los empleados están compartiendo esta información con amigos, colegas y familiares. Esta información rudimentaria sobre los pasos o los kilómetros que caminamos al día es sólo la punta del iceberg. En los próximos años podremos monitorear mucha más información sobre nuestra salud y bienestar. Sin embargo, estos primeros pasos me han demostrado el potencial que estas tecnologías tienen para fomentar el bienestar en nuestras redes sociales.

Ya sea que emplees una herramienta o app para fomentar el debate u organices redes informales para acelerarlo, lo que importa es que los líderes, directores y empleados de tu empresa sepan que su lugar de trabajo se preocupa por su bienestar. He aprendido que si comienzas por prestarle atención a la salud y al bienestar de tu fuerza laboral, todos tendrán más energía y por lo tanto, su rendimiento será mayor.

Para empezar, visita www.eatmovesleep.com

Crea tu *Plan Come, muévete, duerme* personalizado hoy mismo.

Utiliza el Explorador de referencias para tener acceso a más de 400 revistas académicas, libros, artículos y notas.

Forma parte de la conversación: descarga el *Desafío de los primeros 30 días* y otras herramientas para usarlas con amigos, grupos y equipos.

Acerca del autor

Tom Rath es experto en el papel del comportamiento humano en los negocios, la salud y la economía. Líderes empresariales y medios de comunicación lo han descrito como uno de los pensadores y escritores de no ficción más importantes de su generación.

Tom ha escrito cinco éxitos de ventas internacionales a lo largo de la década, empezando con el éxito de ventas #1 de *The New York Times: ¿Está lleno su cubo?* En 2013, su libro *StrengthsFinder 2.0* se convirtió en el libro más vendido en Amazon.com en todo el mundo. Los más recientes éxitos de ventas de *The New York Times* son: *Strengths Based Leadership, Wellbeing* y *Come, muévete, duerme*. En total, sus libros han vendido más de cinco millones de ejemplares y han figurado en más de trescientas ocasiones en la lista de éxitos de ventas de *The Wall Street Journal*.

Además de su labor como investigador, escritor y orador, Tom es científico en jefe y consejero de Gallup, en donde, durante trece años, lideró la labor de la empresa alrededor del compromiso, las fortalezas, el liderazgo y el bienestar de los empleados. Tom también fungió como vicepresidente de la organización de investigación sobre el cáncer VHL. Tiene grados académicos por la Universidad de Michigan y por la Universidad de Pennsylvania, en donde hoy en día es profesor invitado. Tom, su esposa Ashley y sus dos hijos viven en Arlington, Virginia.

Para mayor información:

Página web: www.tomrath.org
Twitter: @TomCRath
LinkedIn: www.linkedin.com/in/trath
Facebook: www.facebook.com/authortomrath

Come, muévete, duerme

Desafío de los primeros 30 días

Día 1: Los tres cimientos

- ☐ Identifica los elementos más saludables de las dietas que hayas probado. Incorpóralos a tu estilo de vida para siempre.
- ☐ Cada mañana, planea con anticipación para añadir movimiento a tu rutina diaria.
- ☐ Duerme más esta noche para hacer más mañana.

Día 2: Cambios importantes mediante ajustes pequeños

- ☐ Pregúntate si el siguiente alimento que te vas a llevar a la boca es una ganancia o una pérdida neta. Repite durante el día.
- ☐ Elimina una hora de estar sentado de tu rutina diaria.
- ☐ Poco a poco añade tiempo de sueño a tu rutina nocturna, incrementa en lapsos de 15 minutos. Continúa hasta que cada mañana te sientas más descansado.

Día 3: Una decisión acertada a la vez

- ☐ Para comer hoy mismo selecciona un alimento con una proporción equilibrada de carbohidratos y proteínas de 1 por 1. Evita aquellos cuya proporción sea mayor a 5 por 1.
- ☐ En tu casa, coloca los alimentos más saludables en un estante a la mano o en un tazón en la barra de la cocina.
- ☐ Identifica en este momento una forma de trabajar *sin* estar sentado. Pruébala mañana.

Día 4: Adopta mejores hábitos

- ☐ Identifica el contenido de azúcar en tu platillo o refrigerio favorito. Si es mayor a 10 g, sustitúyelo por otro.
- ☐ Selecciona un alimento o bebida que suelas endulzar —con azúcar o edulcorante artificial— y durante una semana consúmelo sin el edulcorante.
- ☐ Cuando tengas que permanecer sentado durante lapsos prolongados, ponte de pie, camina o estírate cada veinte minutos.

Día 5: Estimula tu sistema inmune

- ☐ Cada vez que vayas al súper, empieza por meter al carrito frutas y verduras de colores llamativos.
- ☐ Cuando las distracciones amenacen tu rutina normal, planea con anticipación para asegurarte de dormir bien esa noche.
- ☐ A medida que hagas ajustes para dormir mejor, mide tu progreso. Anota la hora a la que te dormiste y despertaste. Después mide la calidad de tu descanso en una escala del 1 al 10.

Día 6: Decisiones sobre el estilo de vida que importan

- ☐ Planea hoy tus comidas en torno a frutas y verduras para cambiar la expresión de tus genes mañana.
- ☐ Selecciona un método para medir tus movimientos diarios. Utiliza un podómetro, reloj, GPS, teléfono inteligente o internet para comenzar a monitorear tu actividad física hoy mismo.
- ☐ Tu objetivo: 10,000 pasos al día o 70,000 a la semana.

Día 7: Organiza tu día para tener más energía

- ☐ Sustituye las papas fritas, galletas y barras por nueces, semillas, manzanas, apio y zanahorias.
- ☐ Siempre deja los platones para servir en la cocina; no los presentes en la mesa.
- ☐ Haz una hora de actividad vigorosa para quemar calorías todo el día.

Día 8: Por qué es importante elegir el momento oportuno

☐ Elige un refrigerio saludable de emergencia hoy mismo. Llévalo contigo adondequiera que vayas.

☐ Procura que cada una de tus comidas dure por lo menos veinte minutos.

☐ Ejercítate en la mañana para estar de mejor humor y tener más capacidad mental durante todo el día.

Día 9: Soluciones rápidas

☐ Cuando comas fuera elige algo sano y pide primero. Los demás notarán tu decisión acertada y quizá sigan el ejemplo.

☐ Piensa en uno de tus movimientos más repetitivos, como utilizar el celular, la computadora o cargar una bolsa pesada. Intenta hacerlo alternando entre la mano derecha e izquierda.

☐ Emplea luz brillante para mantenerte alerta durante el día. Atenúa las luces en la noche y bloquea toda la luz en tu habitación.

Día 10: Cómo tomar decisiones más sabias

☐ Investiga cómo obtener la mayor parte de tus proteínas de fuentes vegetales.

☐ Deja de regalarle a los demás alimentos que no comerías. Cuando compres comida para amigos o cocines para otros, considera qué es lo mejor para su salud.

☐ Piensa en un motivo sumamente personal para moverte más. Encuentra el modo de recordártelo a diario con una foto, nota o cita.

Día 11: Mantente sano mientras trabajas

☐ Incorpora actividad física en tu empleo. Sostén una reunión de pie o caminando. Levántate y desplázate cada que hagas una llamada.

☐ Todos los días haz una pausa a medio día de por lo menos treinta minutos.

☐ Estructura tu horario laboral para dormir mejor. Ayuda a tu jefe y colegas a entender por qué dormir bien le conviene a todos.

Día 12: La abstinencia

☐ Cuando recibas comida chatarra, tírala en el bote de basura más cercano. Esto evitará que la comas o la regales.

☐ Cuando un amigo toma una decisión correcta sobre su dieta, dale crédito y anímalo.

☐ Evita aplazar la alarma la próxima semana. Después prueba deshacerte de ella para siempre.

Día 13: Mitos refutados

☐ Si te ofrecen pan de cortesía con tu comida, pregunta por una alternativa sana o declina.

☐ Elimina un tipo de carne procesada de tu dieta para siempre (como el tocino o los hot-dogs).

☐ Mantén tu habitación entre dos y cuatro grados más fría por la noche. Comprueba si te ayuda a quedarte dormido y a descansar mejor.

Día 14: La salud empieza en casa

☐ Utiliza tazas, platos y porciones más pequeñas para comer menos.

☐ Encuentra una manera sencilla de hacer actividad física cerca de tu casa o colonia: caminar, correr, andar en bici, utilizar máquinas para ejercitarte, videos de entrenamientos, yoga o pilates.

☐ Explica cómo los horarios, la iluminación, los termostatos y reducir el ruido pueden contribuir a que todo el que viva en tu casa duerma mejor.

Día 15: Planifica

☐ Selecciona restaurantes según qué tan sencillo te resulte elegir algo saludable del menú.

☐ Cuando estés tentado a saltarte un entrenamiento, empieza a ejercitarte durante algunos minutos. Empezar suele ser la parte más difícil.

☐ La próxima vez que trabajes en algo que exija mucho aprendizaje y síntesis, duérmete temprano en vez de desvelarte.

Día 16: Mantente ágil

- [ ] Antes de pedir una comida pesada, contempla si te puedes permitir la resaca esa tarde.
- [ ] Cuando tu cerebro tiene que recordar mucha información nueva o cuando necesites una ráfaga de creatividad, sal a caminar.
- [ ] Si estás teniendo problemas para dormir, intenta ejercitarte un par de días antes de recurrir a somníferos.

Día 17: Cumple las expectativas

- [ ] Selecciona un alimento que consumas pese a que sabes que no deberías. Asígnale un apodo entretenido que te haga pensar dos veces antes de comerlo.
- [ ] Cuando compres comida ten en cuenta si es saludable, después opta por su versión orgánica sólo si vas a comerte la piel.
- [ ] Traza un objetivo claro para aumentar tu actividad física. Ponlo por escrito, establece una fecha límite y compártelo con al menos una persona (cuanto más, mejor) o publícalo en línea.

Día 18: Buenas noches

- [ ] Estructura tus días para comer en la mañana, menos por la tarde, cenar ligero y no comer nada después de la cena.
- [ ] Limítate a dos horas al día de ver la televisión sentado.
- [ ] Crea una rutina para no comer, beber ni comunicarte por medios electrónicos una hora antes de irte a dormir.

Día 19: Repensar las cosas

- [ ] Sustituye los frutos secos y los jugos de fruta con frutas enteras y otras alternativas saludables.
- [ ] Si te encuentras con un alimento cuyo empaque garantice que es saludable, revisa los ingredientes con mucho más detalle.
- [ ] Si en la noche te despiertan ruidos diversos, añade un sonido de fondo constante para evitar que el ruido interrumpa tu sueño. Intenta con un ventilador, una máquina generadora de sonidos o una app.

Día 20: Perfecciona tu rutina

☐ Cuece al vapor alimentos saludables como pescado y verduras, en vez de asarlas con calor seco.
☐ Encuentra el modo de acortar el tiempo total de tus traslados semanales, como trasladarte sólo una vez por semana o manejar fuera de la hora pico.
☐ Despiértate en torno a la misma hora todos los días de la semana para mantener tu reloj interno estable.

Día 21: Vivir el ahora

☐ Examina la comida que tienes en tu casa hoy mismo. Deshazte de los productos nocivos que llevan meses en la alacena.
☐ Si estás en movimiento, ya sea caminando o manejando, guarda tu teléfono en el bolsillo o en tu bolso.
☐ Identifica algo que te estrese con frecuencia. Esboza un plan para prevenir que ocurra.

Día 22: Las soluciones definitivas para el antienvejecimiento

☐ Come más zanahorias y jitomates para obtener un bronceado natural. Para tener la piel y el pelo sanos consume salmón y moras.
☐ Camina por lo menos cinco minutos al día para contrarrestar el envejecimiento. Realiza 45 minutos de actividad intensa por lo menos tres veces a la semana para detener el envejecimiento aún más.
☐ Cuando necesites verte fenomenal, duerme bien en la noche.

Día 23: Dale una oportunidad a los alimentos saludables

☐ Empieza cada comida con lo *más* sano de tu plato y termina con lo *menos* sano.
☐ Identifica una actividad aeróbica que te inyecte euforia de manera natural. Hazla por lo menos una vez a la semana durante treinta minutos.
☐ Al final de un día atroz, antes de agravar los factores estresantes, permite que una noche de sueño profundo haga su labor reparadora.

Día 24: Responsabilízate

☐ Cuando quieras una botana rápida, toma un puñado y deja la caja o bote en su lugar.
☐ Sal al aire libre cinco minutos al día.
☐ Encuentra a alguien que te vigile con frecuencia y te haga responsabilizarte de mantenerte activo. Podría ser un amigo o un entrenador.

Día 25: Medidas preventivas

☐ Sustituye los alimentos dulces y fritos con especias y sabores más nutritivos.
☐ Que la actividad física se convierta en tu primera línea de defensa antes de recurrir a analgésicos u otros medicamentos.
☐ Conoce tu presión sanguínea y niveles de colesterol. Si desconoces estos valores, revísalos el mes que entra. Repite el estudio cada año.

Día 26: Despeja un sendero

☐ Selecciona un par de alimentos sanos. Cómpralos para tener siempre alternativas saludables en tu casa.
☐ Recurre al ejercicio vigoroso para despejar la mente y el organismo.
☐ Toma decisiones menores rápido para pasar a otra cosa. Sin embargo, cuando debas tomar una decisión importante, consúltalo con la almohada.

Día 27: Establece hábitos nuevos

☐ Reserva los postres azucarados para *tu propio* cumpleaños. En otras ocasiones, mejor come fruta o moras.
☐ Raciona tus gustos indulgentes favoritos para disfrutarlos aún más. Si no puedes imaginar la vida sin chocolate, come un par de trozos una vez a la semana.
☐ Intenta realizar una microactividad a partir de hoy, como subir por las escaleras o estacionarte lejos de la puerta.

Día 28: Sé un pionero

- ☐ No permitas que pase un día sin haber comido algo verde. Come por lo menos una taza de brócoli o verdura verde al día.
- ☐ Sustituye los jugos, refrescos y bebidas azucaradas con agua, té, café u otras bebidas sin azúcar.
- ☐ Identifica una prenda que uses con frecuencia que te genere incomodidad y encuentra una alternativa cómoda.

Día 29: Todo está conectado

- ☐ Identifica un factor de riesgo para tu salud. Dedica una hora a estudiar qué alimentos podrías consumir para reducir ese riesgo.
- ☐ Procura o mantén un peso normal para mejorar tus probabilidades de dormir bien. Si necesitas bajar un par de kilos, cambia una hora de televisión por una de sueño.
- ☐ Organiza tu horario de forma que garantices dormir por lo menos ocho horas todas las noches.

Día 30: En resumen

- ☐ Con cada bocado ten en cuenta cómo éste puede beneficiar tu organismo. A partir de lo que sabes toma mejores decisiones en el momento.
- ☐ Mantente activo todos los días del año. Utiliza más las escaleras mañana.
- ☐ Todos los días invierte más tiempo y energía en comer sanamente, hacer actividades con tus amigos y dormir bien.

Notas

Como mencioné en la apertura del libro, hoy en día existe una cantidad extraordinaria de investigación de calidad para ayudarnos a llevar una vida más extensa y sana. Casi todo el contenido de este libro se sustenta en médicos, investigadores clínicos y otros autores que me han ayudado a compartir estos descubrimientos con el resto del mundo.

Recomiendo ampliamente recurrir al Explorador de referencias en www.eatmovesleep.org para explorar las áreas del libro que más te interesen (en el sitio web se encuentra en el área "Reference Explorer"). Estas secciones se actualizarán en el sitio a medida que surjan nuevos descubrimientos. Para encontrar un link directo a cualquiera de los siguientes artículos en la web, *toma nota del número correspondiente (del 1 al 408) que aparece del lado izquierdo de cada artículo.*

Introducción

[1] Jones, D. S., Podolsky, S. H., & Greene, J. A. (2012). The burden of disease and the changing task of medicine. *New England Journal of Medicine*, 366(25), 2333–2338. doi:10.1056/NEJMp1113569

[2] VHL.org. (2 de marzo de 2013). Basic facts about VHL. En: http://www.vhl.org/patients-caregivers/basic-facts-about-vhl/

[3] Simple lifestyle changes can add a decade or more healthy years to the average lifespan, Canadian study shows. (21 de octubre de 2011). *ScienceDaily*. En: http://www.sciencedaily.com/releases/2011/10/111021074730.htm

[4] Lifestyle affects life expectancy more than genetics, Swedish study finds. (8 de febrero de 2011). *ScienceDaily*. En: http://www.sciencedaily.com/releases/2011/02/110207112539.htm

[5] Wilhelmsen, L., Svärdsudd, K., Eriksson, H., Rosengren, A., Hansson, P.-O., Welin, C., Odén, A., & Welin, L. (2011). Factors associated with reaching 90 years of age: A study of men born in 1913 in Gothenburg, Sweden. *Journal of Internal Medicine*, 269(4), 441–451. doi:10.1111/j.1365-2796.2010.02331.x

[6] King A. C., Castro, C. M., Buman, M. P., Hekler, E. B., Urizar, G. G., & Ahn, D. K. (2013). Behavioral impacts of sequentially versus simultaneously delivered dietary plus physical activity interventions: The CALM Trial. *Annals of Behavioral Medicine*. doi: 10.1007/s12160-013-9501-y

1. Los tres cimientos

[7] The International Food Information Council (mayo 2012). Americans find doing their own taxes simpler than improving diet and health. Consultado el 5 de junio de 2013 en: http://www.foodinsight.org/Content/3840/FINAL 2012 Food and Health ExecSummary.pdf

[8] Centers for Disease Control (n.d.). FastStats: Obesity and overweight. Consultado el 5 de junio de 2013 en: http://www.cdc.gov/nchs/fastats/overwt.htm

[9] Ebbeling C.B., Swain, J. F., Feldman, H. A., Wong, W. W., Hachey, D. L., GarciaLago, E., & Ludwig, D. S. (2012). Effects of dietary composition on energy expenditure during weight-loss maintenance. *Journal of the American Medical Association*, 307(24), 2627–2634. doi:10.1001/jama.2012.6607

[10] Mooney, A. (2012). When a calorie is not just a calorie. *Harvard Gazette*. Consultado el 6 de marzo de 2013 en: http://news.harvard.edu/gazette/story/2012/06/when-a-calorie-is-not-just-a-calorie/

[11] Mozaffarian, D., Hao, T., Rimm, E. B., Willett, W. C., & Hu, F. B. (2011). Changes in diet and lifestyle and long-term weight gain in women and men. *New England Journal of Medicine*, 364(25), 2392-2404. doi:10.1056/NEJMoa1014296

[12] Brody, J. E. (18 de julio de 2011). Still counting calories? Your weight-loss plan may be outdated. *The New York Times*. En: http://www.nytimes.com/2011/07/19/health/19brody.html?pagewanted=all&_r=1&

[13] Dreifus, C. (14 de mayo de 2012). A mathematical challenge to obesity. *The New York Times*. En: http://www.nytimes.com/2012/05/15/science/a-mathematical-challenge-to-obesity.html

[14] Owen, N., Bauman, A., & Brown, W. (2009). Too much sitting: A novel and important predictor of chronic disease risk? *British Journal of Sports Medicine*, 43(2), 81–83.doi:10.1136/bjsm.2008.055269

[15] Vlahos, J. (14 de abril de 2011). Is sitting a lethal activity? *The New York Times Magazine*. En: http://www.nytimes.com/2011/04/17/magazine/mag-17sitting-t.html

[16] Thorp, A. A., Owen, N., Neuhaus, M., & Dunstan, D. W. (2011). Sedentary behaviors and subsequent health outcomes in adults: A systematic review of longitu-

dinal studies, 1996-2011. *American Journal of Preventive Medicine, 41*(2), 207–215. doi:10.1016/j.amepre.2011.05.004

[17] Matthews, C. E., George, S. M., Moore, S. C., Bowles, H. R., Blair, A., Park, Y., Troiano, R. P., & Schatzkin, A. (2012). Amount of time spent in sedentary behaviors and cause-specific mortality in US adults. *American Journal of Clinical Nutrition, 95*(2), 437–445. doi:10.3945/ajcn.111.019620

[18] Patel, A. V., Bernstein, L., Deka, A., Feigelson, H. S., Campbell, P. T., Gapstur, S. M., Colditz, G. A., & Thun, M. J. (2010). Leisure time spent sitting in relation to total mortality in a prospective cohort of US adults. *American Journal of Epidemiology, 172*(4), 419–429. doi:10.1093/aje/kwq155

[19] Fryer, B. (2006). Sleep deficit: The performance killer. *Harvard Business Review.* Consultado el 5 de junio de 2013 en: http://hbr.org/2006/10/sleep-deficit-the-performance-killer/ar/1#

[20] Ericsson, K. A., Krampe, R. T., & Tesch-Römer, C. (1993). The role of deliberate practice in the acquisition of expert performance. *Psychological Review, 100*(3), 363–406.doi:10.1037/0033-295X.100.3.363

[21] National Sleep Foundation. (2013). National Sleep Foundation poll finds exercise key to good sleep. Consultado el 6 de marzo de 2013 en: http://www.sleepfoundation.org/alert/national-sleep-foundation-poll-finds-exercise-key-good-sleep

[22] Sluckhaupt, S. E. (2012). Short sleep duration among workers: United States, 2010. Morbidity & Mortality Weekly Report, 61(16), 281-285. Consultado el 5 de junio de 2013 en: http://www.cdc.gov/mmwr/pdf/wk/mm6116.pdf

[23] Rosekind, M. R., Gregory, K. B., Mallis, M. M., Brandt, S. L., Seal, B., & Lerner, D. (2010). The cost of poor sleep: Workplace productivity loss and associated costs. *Journal of Occupational and Environmental Medicine, 52*(1), 91–98. doi:10.1097/JOM. 0b013e3181c78c30

[24] Söderström, M., Jeding, K., Ekstedt, M., Perski, A., & Åkerstedt, T. (2012). Insufficient sleep predicts clinical burnout. *Journal of Occupational Health Psychology, 17*(2), 175-183.

[25] Schwartz, T. (9 de febrero de 2013). Relax! You'll be more productive. *The New York Times.* En: http://www.nytimes.com/2013/02/10/opinion/sunday/relaxyoull-be-more-productive.html

2. Cambios importantes mediante ajustes pequeños

[26] Rath, T. & Harter, J. K. (2010). *Wellbeing: The five essential elements.* Nueva York: Gallup Press.

[27] Lee, I.-M., Shiroma, E. J., Lobelo, F., Puska, P., Blair, S. N., & Katzmarzyk, P. T. (2012). Effect of physical inactivity on major non-communicable diseases worldwide: An analysis of burden of disease and life expectancy. *The Lancet, 380*(9838), 219–229. doi:10.1016/S0140-6736(12)61031-9

[28] Patel, A. V., Bernstein, L., Deka, A., Feigelson, H. S., Campbell, P. T., Gapstur, S. M., Colditz, G. A., & Thun, M. J. (2010). Leisure time spent sitting in relation to

total mortality in a prospective cohort of US adults. *American Journal of Epidemiology*, *172*(4), 419–429. doi:10.1093/aje/kwq155

29 Granados, K., Stephens, B. R., Malin, S. K., Zderic, T. W., Hamilton, M. T., & Braun, B. (2012). Appetite regulation in response to sitting and energy imbalance. *Applied Physiology, Nutrition, and Metabolism*, *37*(2), 323–333. doi:10.1139/h2012-002

30 Sitting is killing you. (Sin fecha). En *Medical Billing and Coding Certification*. Consultado el 1º de julio de 2013 en: http://www.medicalbillingandcoding.org/sitting-kills/

31 Sitting at a desk all day is 'as bad for health as smoking.' (2007). En *Mail Online*. Consultado el 5 de junio de 2013 en: http://www.dailymail.co.uk/news/article-492543/Sitting-desk-day-bad-health-smoking.html

32 Hamilton, M. T., Hamilton, R. G., & Zderic, T. W. (2007). Role of low energy expenditure and sitting in obesity, metabolic syndrome, type 2 diabetes, and cardiovascular disease. *Diabetes*, 56, 2655-2666.

33 Hellmich, N. (13 de agosto de 2012). Take a stand against sitting disease. *USA Today*. En: http://www.usatoday.com/news/health/story/2012-07-19/sitting-disease-questions-answers/57016756/1

34 Sitting is killing you. (Sin fecha). En *Medical Billing and Coding Certification*. Consultado el 1º de julio de 2013 en: http://www.medicalbillingandcoding.org/sitting-kills/

35 Sitting at a desk all day is 'as bad for health as smoking.' (2007). En *Mail Online*. Consultado el 5 de junio de 2013 en: http://www.dailymail.co.uk/news/article-492543/Sitting-desk-day-bad-health-smoking.html

36 National Sleep Foundation. (4 de marzo de 2013). National Sleep Foundation poll finds exercise key to good sleep. En: http://www.sleepfoundation.org/alert/national-sleep-foundation-poll-finds-exercise-key-good-sleep

37 Manber, R., Bootzin, R. R., Acebo, C., & Carskadon, M. A. (1996). The effects of regularizing sleep-wake schedules on daytime sleepiness. *Sleep*, *19*(5), 432–441.

38 Agus, D. B. (2011). *The end of illness*. Nueva York: Free Press.

3. UNA DECISIÓN ACERTADA A LA VEZ

39 Melnick, M. (24 de octubre de 2011). Study: Why people don't read nutrition labels. *Time*. En: http://healthland.time.com/2011/10/24/study-why-people-dont-read-nutrition-labels/

40 Graham, D. J., & Jeffery, R. W. (2011). Location, location, location: Eye-tracking evidence that consumers preferentially view prominently positioned nutrition information. *Journal of the American Dietetic Association*, *111*(11), 1704–1711. doi:10.1016/j.jada.2011.08.005

41 Larsen, T. M., Dalskov, S. M., van Baak, M., Jebb, S. A., Papadaki, A., Pfeiffer, A. F., Martinez, J. A., Handjieva-Darlenska, T., Kunešová, M., Pihlsgård, M., Stender, S., Holst, C., Sarish, W. H., & Astrup, A. (2010). Diets with high or low protein content and glycemic index for weight-loss maintenance. *New England Journal of Medicine*, *363*(22), 2102-2113. doi:10.1056/NEJMoa1007137

42 Hannley, P. P. (2012). Back to the future: Rethinking the way we eat. *American Journal of Medicine, 125*(10), 947–948. doi:10.1016/j.amjmed.2012.07.012
43 Boyle, T., Fritschi, L., Heyworth, J., & Bull, F. (2011). Long-term sedentary work and the risk of subsite-specific colorectal cancer. *American Journal of Epidemiology, 173*(10), 1183–1191. doi:10.1093/aje/kwq513
44 LifeSpan TR1200-DT Treadmill Desk. (2013). LifeSpan Fitness.
45 FitDesk Semi-Recumbent Pedal Desk. (2012). FitDesk.
46 Stafford, P. (24 de abril de 2012). Report claims sitting down is bad for business: Here are three solutions. *SmartCompany.* En: http://www.smartcompany.com.au/managing-people/049345-sitting-down-is-bad-for-business-report.html

CAPÍTULO 4. ADOPTA MEJORES HÁBITOS

47 Taubes, G. (13 de abril de 2011). Is sugar toxic? *The New York Times Magazine.* En: http://www.nytimes.com/2011/04/17/magazine/mag-17Sugar-t.html
48 USDA Office of Communications. (2 de marzo de 2013). Chapter 2: Profiling food consumption on America. En *Agricultural Fact Book 2001-2002.* Consultado el 5 de junio de 2013 en: http://www.usda.gov/factbook/chapter2.htm
49 UNODC, World Drug Report 2010 (United Nations Publications, sales No. E.10. XI.13). https://www.unodc.org/documents/wdr/WDR_2010/World_Drug_Report_20 10_lo-res.pdf
50 Wade, L. (19 de marzo de 2013). Sugary drinks linked to 180,000 deaths worldwide. CNN. En: http://www.cnn.com/2013/03/19/health/sugary-drinks-deaths/index.html
51 Centers for Disease Control and Prevention (13 de enero de 2012). Prescription drug overdoses — a U.S. epidemic. *CDC Grand Rounds, 61*(1), 10-13. En: http://www.cdc.gov/mmwr/preview/mmwrhtml/mm6101a3.htm
52 Simple sugar, lactate, is like 'candy for cancer cells': Cancer cells accelerate aging and inflammation in the body to drive tumor growth. (28 de mayo de 2011). *ScienceDaily.* En: http://www.sciencedaily.com/releases/2011/05/110526152549.htm
53 Liu, H., Huang, D., McArthur, D. L., Boros, L. G., Nissen, N., & Heaney, A. P. (2010). Fructose induces transketolase flux to promote pancreatic cancer growth. *Cancer Research, 70*(15), 6368–6376. doi:10.1158/0008-5472.CAN-09-4615
54 Excess sugar linked to cancer. (1° de febrero de 2013). *ScienceDaily.* En: http://www.sciencedaily.com/releases/2013/02/130201100149.htm
55 Cherbuin, N., Sachdev, P., & Anstey, K. J. (2012). Higher normal fasting plasma glucose is associated with hippocampal atrophy: The PATH Study. *Neurology, 79*(10), 1019–1026. doi:10.1212/WNL.0b013e31826846de
56 Theiss, E. (11 de octubre de 2010). Our brains are built to love sugar, thanks to feel-good chemical dopamine. *The Plain Dealer Extra.* [Página web]. En: http://blog.cleveland.com/pdextra/2010/10/our_brains_are_built_to_love_s.html
57 Laying bare the not-so-sweet tale of a sugar and its role in the spread of cancer. (25 de abril de 2011). *ScienceDaily.* En: http://www.sciencedaily.com/releases/2011/04/110425120346.htm

58 Yin, X., Johns, S. C., Lawrence, R., Xu, D., Reddi, K., Bishop, J. R., Varner, J. A., & Fuster, M. M. (2011). Lymphatic endothelial heparan sulfate deficiency results in altered growth responses to vascular endothelial growth factor-C (VEGF-C). *Journal of Biological Chemistry*, 286(17), 14952–14962. doi:10.1074/jbc.M110.206664

59 American Heart Association (6 de mayo de 2013). Sugars and Carbohydrates. En: http://www.heart.org/HEARTORG/GettingHealthy/NutritionCenter/Healthy-DietGoals/Sugars-and-Carbohydrates_UCM_303296_Article.jsp

60 Dailey, K. (25 de junio de 2009). The sweet science: How our brain reacts to sugary tastes. *The Daily Beast*. [Página web]. En: http://www.thedailybeast.com/newsweek/blogs/the-human-condition/2009/06/25/the-sweet-science-how-our-brain-reacts-to-sugary-tastes.html

61 Strawbridge, H. (16 de julio de 2012). Artificial sweeteners: Sugar-free, but at what cost? *Harvard Health Blog*. [Página web]. En: http://www.health.harvard.edu/blog/artificial-sweeteners-sugar-free-but-at-what-cost-201207165030

62 Fowler, S. P., Williams, K., Resendez, R. G., Hunt, K. J., Hazuda, H. P., & Stern, M. P. (2008). Fueling the obesity epidemic? Artificially sweetened beverage use and longterm weight gain. *Obesity*, 16(8), 1894–1900. doi:10.1038/oby.2008.284

63 CBS News. (1° de abril de 2012). Is sugar toxic? [Archivo de video]. En: http://www.cbsnews.com/video/watch/?id=7403942n&tag=api Timecode 6:00

64 Stanhope, K. L., Bremer, A. A., Medici, V., Nakajima, K., Ito, Y., Nakano, T., Chen, G., Fong, T. H., Menorca, R. I., Keim, N. L., & Havel, P. J. (2011). Consumption of fructose and high fructose corn syrup increase postprandial Triglycerides, LDL-cholesterol, and apolipoprotein-B in young men and women. *Journal of Clinical Endocrinology & Metabolism*, 96(10), E1596-1605. doi:10.1210/jc.2011-1251

65 Hazell, K. (12 de mayo de 2011). Sitting down makes your bottom bigger, study reveals. *The Huffington Post*. En: http://www.huffingtonpost.co.uk/2011/12/05/sitting-down-makes-your-bottom-bigger-say-experts_n_1129377.html

66 Shoham, N., Gottlieb, R., Shaharabani-Yosef, O., Zaretsky, U., Benayahu, D., & Gefen, A. (2011). Static mechanical stretching accelerates lipid production in 3T3-L1 adipocytes by activating the MEK signaling pathway. *American Journal of Cell Physiology*, 302(2), C429-441. doi:10.1152/ajpcell.00167.2011

67 Dunstan, D. W., Kingwell, B. A., Larsen, R., Healy, G. N., Cerin, E., Hamilton, M. T., Shaw, J. E., Bertovic, D. A., Zimmet, P. Z., Salmon, J., & Owen, N. (2012). Breaking up prolonged sitting reduces postprandial glucose and insulin responses. *Diabetes Care*, 35(5), 976–983. doi:10.2337/dc11-1931

68 Ariga, A., & Lleras, A. (2011). Brief and rare mental "breaks" keep you focused: Deactivation and reactivation of task goals preempt vigilance decrements. *Cognition*, 118(3), 439–443. doi:10.1016/j.cognition.2010.12.007

69 Korkki, P. (16 de junio de 2012). To stay on schedule, take a break. *The New York Times*. En: http://www.nytimes.com/2012/06/17/jobs/take-breaks-regularly-to-stay-on-schedule-workstation.html

5. Estimula tu sistema inmune

70 Li, C., Ford, E. S., Zhao, G., Balluz, L. S., Giles, W. H., & Liu, S. (2011). Serum {alpha}-carotene concentrations and risk of death among US adults: The third National Health and Nutrition Examination Survey follow-up study. *Archives of Internal Medicine, 171*(6), 507–515. doi:10.1001/archinternmed.2010.440

71 Blanchflower, D. G., Oswald, A. J., & Stewart-Brown, S. (2012). Is psychological well-being linked to the consumption of fruit and vegetables? (Working Paper No. 18469). *National Bureau of Economic Research*. En: http://www.nber.org/papers/w18469

72 Diverse diet of veggies may decrease lung cancer risk. (31 de agosto de 2010). *ScienceDaily*. En: http://www.sciencedaily.com/releases/2010/08/100831134822.htm

73 Peng, C., Chan, H. Y. E., Huang, Y., Yu, H., & Chen, Z.-Y. (2011). Apple polyphenols extend the mean lifespan of Drosophila melanogaster. *Journal of Agricultural and Food Chemistry, 59*(5), 2097–2106. doi:10.1021/jf1046267

74 Kell, D. B. (2010). Towards a unifying, systems biology understanding of large-scale cellular death and destruction caused by poorly liganded iron: Parkinson's, Huntington's, Alzheimer's, prions, bactericides, chemical toxicology and others as examples. *Archives of Toxicology, 84*(11), 825–889. doi:10.1007/s00204-010-0577-x

75 Burton-Freeman, B., & Reimers, K. (2011). Tomato consumption and health: Emerging benefits. *American Journal of Lifestyle Medicine, 5*(2), 182–191. doi:10.1177/1559827610387488

76 Cohen, S., Doyle, W. J., Alper, C. M., Janicki-Deverts, D., & Turner, R. B. (2009). Sleep habits and susceptibility to the common cold. *Archives of Internal Medicine, 169*(1), 62–67. doi:10.1001/archinternmed.2008.505

77 Fung, M. M., Peters, K., Redline, S., Ziegler, M. G., Ancoli-Israel, S., Barrett-Connor, E., & Stone, K. L. (2011). Decreased slow wave sleep increases risk of developing hypertension in elderly men. *Hypertension, 58*(4), 596–603. doi:10.1161/HYPERTENSIONAHA.111.174409

78 Poor sleep quality increases inflammation, community study finds. (14 de noviembre de 2010). *ScienceDaily*. En: http://www.sciencedaily.com/releases/2010/11/101114161939.htm

79 Cappuccio, F. P., Cooper, D., D'Elia, L., Strazzullo, P., & Miller, M. A. (2011). Sleep duration predicts cardiovascular outcomes: A systematic review and meta-analysis of prospective studies. *European Heart Journal, 32*(12), 1484–1492. doi:10.1093/eurheartj/ehr007

80 Cohen, S., Doyle, W. J., Alper, C. M., Janicki-Deverts, D., & Turner, R. B. (2009). Sleep habits and susceptibility to the common cold. *Archives of Internal Medicine, 169*(1), 62–67. doi:10.1001/archinternmed.2008.505

6. Decisiones sobre el estilo de vida que importan

81 Li, S., Zhao, J. H., Luan, J., Ekelund, U., Luben, R. N., Khaw, K.-T., Wareham, N. J., & Loos, R. J. F. (2010). Physical activity attenuates the genetic predisposition

to obesity in 20,000 men and women from EPIC-Norfolk Prospective Population Study. *PLoS Med*, 7(8), e1000332. doi:10.1371/journal.pmed.1000332

[82] Ornish, D., Magbanua, M. J. M., Weidner, G., Weinberg, V., Kemp, C., Green, C., Mattie, M. D., Simko, J., Shinohara, K., Hagg, C. M., & Carroll, P. R. (2008). Changes in prostate gene expression in men undergoing an intensive nutrition and lifestyle intervention. *Proceedings of the National Academy of Sciences*, 105(24), 8369–8374. doi:10.1073/pnas.0803080105

[83] Dunham, W. (18 de junio de 2008). Healthy lifestyle triggers genetic changes: Study. *Reuters*. En: http://www.reuters.com/article/2008/06/18/us-genes-lifestyle-id USN1628897920080618

[84] Do, R., Xie, C., Zhang, X., Männistö, S., Harald, K., Islam, S., Bailey, S. D., Rangarajan, S., McQueen, M. J., Diaz, R., Lisheng, L., Wang, X., Silander, K., Peltonen, L., Yusuf, S., Salomaa, V., Engert, J. C., & Anand, S. S. (2011). The effect of chromosome 9p21 variants on cardiovascular disease may be modified by dietary intake: Evidence from a case/control and a prospective study. *PLoS Med*, 8(10), e1001106. doi:10.1371/journal.pmed.1001106

[85] Bravata, D. M., Smith-Spangler, C., Sundaram, V., Gienger, A. L., Lin, N., Lewis, R., Stave, C. D., Olkin, I., & Sirard, J. R. (2007). Using pedometers to increase physical activity and improve health: A systematic review. *Journal of the American Medical Association*, 298(19), 2296–2304. doi:10.1001/jama.298.19.2296

[86] Bassett, D. R., Wyatt, H. R., Thompson, H., Peters, J. C., & Hill, J. O. (2010). Pedometer-measured physical activity and health behaviors in U.S. adults. *Medicine & Science in Sports & Exercise*, 42(10), 1819–1825. doi:10.1249/MSS.0b013e3181dc2e54

[87] Lloyd, J. (4 de octubre de 2010). Walk this way: U.S. out of step with weight loss. *USAToday*. En: http://usatoday30.usatoday.com/yourlife/fitness/2010-10-05-walking 05_ST_N.htm?csp=usat.me

[88] Dwyer, T., Ponsonby, A. L., Ukoumunne, O. C., Pezic, A., Venn, A., Dunstan, D., Barr, E., Blair, S., Cochrane, J., Zimmet, P., & Shaw, J. (2011). Association of change in daily step count over five years with insulin sensitivity and adiposity: population based cohort study. *British Medical Journal*, 342, c7249–c7249. doi:10.1136/bmj.c7249

7. ORGANIZA TU DÍA PARA TENER MÁS ENERGÍA

[89] Jameson, M. (20 de diciembre de 2010). A reversal on carbs. *Los Angeles Times*. En: http://articles.latimes.com/2010/dec/20/health/la-he-carbs-20101220

[90] Scott, P. J. (marzo de 2011). Are carbs more addictive than cocaine? *Details*. En: http://www.details.com/style-advice/the-body/201103/carbs-caffeine-food-cocaine-addiction

[91] Mozaffarian, D., & Ludwig, D. S. (2010). Dietary guidelines in the 21st century—a time for food. *Journal of the American Medical Association*, 304(6), 681–682. doi:10.1001/jama.2010.1116

92 Ho, V. W., Leung, K., Hsu, A., Luk, B., Lai, J., Shen, S. Y., Minchinton, A. I., Waterhouse, D., Bally, M. B., Lin, W., Nelson, B. H., Sly, L. M., & Krystal, G. (2011). A low carbohydrate, high protein diet slows tumor growth and prevents cancer initiation. *Cancer Research, 71*(13), 4484–4493. doi:10.1158/0008-5472. CAN-10-3973

93 Ren, X., Ferreira, J. G., Zhou, L., Shammah-Lagnado, S. J., Yeckel, C. W., & De Araujo, I. E. (2010). Nutrient selection in the absence of taste receptor signaling. *Journal of Neuroscience, 30*(23), 8012–8023. doi:10.1523/JNEUROSCI.5749-09.2010

94 Payne, C., Smith, L., Lee, J., & Wansink, B. (n.d.). Serve it here; eat it there: Serving off the stove results in less food intake than serving off the table. Consultado el 3 de marzo de 2013 en: http://foodpsychology.cornell.edu/images/posters/serveofftable. pdf

95 Knab, A. M., Shanley, R. A., Corbin, K., Jin, F., Sha, W., & Nieman, D. C. (2011). A 45-minute vigorous exercise bout increases metabolic rate for 19 hours. *Medicine & Science in Sports & Exercise, 43*(9), 1643-1648. doi:10.1249/MSS.0b013e3182118891.

8. Por qué es importante elegir el momento oportuno

96 Page, K. A., Seo, D., Belfort-DeAguiar, R., Lacadie, C., Dzuira, J., Naik, S., Amarnath, S., Sherwin, R. S., & Sinha, R. (2011). Circulating glucose levels modulate neural control of desire for high-calorie foods in humans. Journal of Clinical Investigation, 121(10), 4161–4169. doi:10.1172/JCI57873

97 Wansink B., Aner, T., & Shimzu, M. (2012). First foods most: After 18-hour fast, people drawn to starches first and vegetables last. *JAMA Internal Medicine,* 172(12), 961–963.doi:10.1001/archinternmed.2012.1278

98 Andrade, A. M., Greene, G. W., & Melanson, K. J. (2008). Eating slowly led to decreases in energy intake within meals in healthy women. *Journal of the American Dietetic Association,* 108(7), 1186–1191. doi:10.1016/j.jada.2008.04.026

99 Research examines vicious cycle of overeating and obesity. (30 de septiembre de 2010). *ScienceDaily.* En: http://www.sciencedaily.com/releases/2010/09/100929171819.htm

100 Stice, E., Yokum, S., Blum, K., & Bohon, C. (2010). Weight gain is associated with reduced striatal response to palatable food. *Journal of Neuroscience,* 30(39), 13105–13109.doi:10.1523/JNEUROSCI.2105-10.2010

101 Speed of eating "key to obesity." (22 de octubre de 2008). *BBC News.* En: http://news.bbc.co.uk/2/hi/7681458.stm

102 Maruyama, K., Sato, S., Ohira, T., Maeda, K., Noda, H., Kubota, Y., Nishimura, S., Kitamura, A., Kiyama, M., Okada, T., Imano, H., Nakamura, M., Ishikawa, Y., Kurokawa, M., Satoshi, S., & Iso, H. (2008). The joint impact on being overweight of self reported behaviours of eating quickly and eating until full: Cross sectional survey. *British Medical Journal,* 337, a2002–a2002. doi:10.1136/bmj.a2002

103 Otsuka, R., Tamakoshi, K., Yatsuya, H., Murata, C., Sekiya, A., Wada, K., Zhang, H. M., et al. (2006). Eating fast leads to obesity: Findings based on self-administered

questionnaires among middle-aged Japanese men and women. *Journal of Epidemiology*, *16*(3), 117–124.

[104] Eating fast increases diabetes risk. (7 de mayo de 2012). *ScienceDaily*. En: http://www.sciencedaily.com/releases/2012/05/120507210038.htm

[105] Why eating too quickly is a fast track to an early grave. (21 de noviembre de 2011). *Mail Online*. En: http://www.dailymail.co.uk/health/article-2064544/Whyeating-quickly-fast-track-early-grave.html

[106] Sibold, J. S., & Berg, K. M. (2010). Mood enhancement persists for up to 12 hours following aerobic exercise: A pilot study. *Perceptual and Motor Skills*, 111(2), 333–342.

[107] Doheny, K. (29 de mayo de 2009). Post-exercise "glow" may last 12 Hours. *US News and World Report*. En: http://health.usnews.com/health-news/family-health/brain-and-behavior/articles/2009/05/29/post-exercise-glow-may-last-12–hours

[108] Van Proeyen, K., Szlufcik, K., Nielens, H., Pelgrim, K., Deldicque, L., Hesselink, M., Van Veldhoven, P. P., & Hespel, P. (2010). Training in the fasted state improves glucose tolerance during fat-rich diet. *Journal of Physiology*, 588(21), 4289–4302. doi:10.1113/jphysiol.2010.196493

[109] Reynolds, G. (28 de septiembre de 2011). How exercise can strengthen the brain. *New York Times: Well*. [Página web]. En: http://well.blogs.nytimes.com/2011/09/28/how-exercise-can-strengthen-the-brain/

9. Soluciones rápidas

[110] De Castro, J. M. (1994). Family and friends produce greater social facilitation of food intake than other companions. *Physiology & Behavior*, 56(3), 445–455. doi:10.1016/0031-9384(94)90286-0

[111] De Castro, J. M. (2000). Eating behavior: Lessons from the real world of humans. *Nutrition*, 16(10), 800–13.

[112] Thaler, R. H., & Sunstein, C. R. (2008). *Nudge: Improving decisions about health, wealth, and happiness*. New Haven, CT: Yale University Press.

[113] Campbell, M. C., & Mohr, G. S. (2011). Seeing is eating: How and when activation of a negative stereotype increases stereotype-conducive behavior. *Journal of Consumer Research*, 38(3), 431–444.

[114] Harmon, K. (5 de mayo de 2011). How obesity spreads in social networks. En: http://www.scientificamerican.com/article.cfm?id=social-spread-obesity

[115] Corenman, D. (16 de enero de 2013). Lifting techniques. En: http://neckandback.com/pre-and-post-op/lifting-techniques

[116] Bonner, F. J., Sinaki, M., Grabois, M., Shipp, K. M., Lane, J. M., Lindsay, R., Gold, D. T., Cosman, F., Bouxsein, M. L., Weinstein, J. N., Gallagher, R. M., Melton, L. J., Salcido, R. S., & Gordon, S. L. (2003). Health professional's guide to rehabilitation of the patient with osteoporosis. *Osteoporosis International*, 14(Supplement 2), S1–22. doi:10.1007/s00198-003-1467-3

[117] Chellappa, S. L., Steiner, R., Blattner, P., Oelhafen, P., Götz, T., & Cajochen, C. (2011). Non-visual effects of light on melatonin, alertness and cognitive performance: Can blue-enriched light keep us alert? *PLoS ONE*, 6(1), e16429. doi:10.1371/journal.pone.0016429

[118] Gooley, J. J., Chamberlain, K., Smith, K. A., Khalsa, S. B. S., Rajaratnam, S. M. W., Van Reen, E., Zeitzer, J. M., Czeisler, C. A., & Lockley, S. W. (2011). Exposure to room light before bedtime suppresses melatonin onset and shortens melatonin duration in humans. *Journal of Clinical Endocrinology and Metabolism*, 96(3), E463–E472. doi:10.1210/jc.2010-2098

[119] Falchi, F., Cinzano, P., Elvidge, C. D., Keith, D. M., & Haim, A. (2011). Limiting the impact of light pollution on human health, environment and stellar visibility. *Journal of Environmental Management*, 92(10), 2714–2722. doi:10.1016/j.jenvman.2011.06.029

10. Cómo tomar decisiones más sabias

[120] Karnani, M. M., Apergis-Schoute, J., Adamantidis, A., Jensen, L. T., de Lecea, L., Fugger, L., & Burdakov, D. (2011). Activation of central orexin/hypocretin neurons by dietary amino acids. *Neuron*, 72(4), 616–629. doi:10.1016/j.neuron.2011.08.027

[121] Bernstein, A. M., Sun, Q., Hu, F. B., Stampfer, M. J., Manson, J. E., & Willett, W. C. (2010). Major dietary protein sources and risk of coronary heart disease in women. *Circulation*, 122(9), 876–883. doi:10.1161/CIRCULATIONAHA.109.915165

[122] Goodstine, S. L., Zheng, T., Holford, T. R., Ward, B. A., Carter, D., Owens, P. H., & Mayne, S. T. (2003). Dietary (n-3)/(n-6) fatty acid ratio: Possible relationship to premenopausal but not postmenopausal breast cancer risk in U.S. women. *Journal of Nutrition*, 133(5), 1409–1414.

[123] Norrish, A. E., Skeaff, C. M., Arribas, G. L., Sharpe, S. J., & Jackson, R. T. (1999). Prostate cancer risk and consumption of fish oils: A dietary biomarker-based case-control study. *British Journal of Cancer*, 81(7). doi:10.1038/sj.bjc.6690835

[124] Low levels of omega-3 fatty acids may cause memory problems. (27 de febrero de 2012). *ScienceDaily*. En: http://www.sciencedaily.com/releases/2012/02/120227162549.htm

[125] Swenor, B. K., Bressler, S., Caulfield, L., & West, S. K. (2010). The impact of fish and shellfish consumption on age-related macular degeneration. *Ophthalmology*, 117(12), 2395–2401. doi:10.1016/j.ophtha.2010.03.058

[126] Zhao, Y.-T., Chen, Q., Sun, Y.-X., Li, X.-B., Zhang, P., Xu, Y., & Guo, J.-H. (2009). Prevention of sudden cardiac death with omega-3 fatty acids in patients with coronary heart disease: A meta-analysis of randomized controlled trials. *Annals of Medicine*, 41(4), 301–310. doi:10.1080/07853890802698834

[127] Conklin, S. M., Manuck, S. B., Yao, J. K., Flory, J. D., Hibbeln, J. R., & Muldoon, M. F. (2007). High Ω-6 and low Ω-3 fatty acids are associated with depressive symptoms and neuroticism. *Psychosomatic Medicine*, 69(9), 932–934. doi:10.1097/PSY.0b013e31815aaa42

[128] Tan, Z. S., Harris, W. S., Beiser, A. S., Au, R., Himali, J. J., Debette, S., Pikula, A., DeCarli, C., Wolf, P. A., Vasan, R. S., Robins, S. J., & Seshadri, S. (2012). Red blood cell omega-3 fatty acid levels and markers of accelerated brain aging. *Neurology, 78*(9), 658–664. doi:10.1212/WNL.0b013e318249f6a9

[129] Kris-Etherton, P. M., Harris, W. S., & Appel, L. J. (2002). Fish consumption, fish oil, omega-3 fatty acids, and cardiovascular disease. *Circulation, 106*(21), 2747–2757. doi:10.1161/01.CIR.0000038493.65177.94

[130] Wilder, D. (octubre de 2011). Slash your risk for premature death with omega-3s. *Life Extension Magazine*. Consultado el 1° de junio de 2013 en: http://www.lef.org/magazine/mag2011/oct2011_Slash-Your-Risk-for-Premature-Death-with-Omega-3s_01.htm

[131] Macchia, A., Monte, S., Pellegrini, F., Romero, M., Ferrante, D., Doval, H., D'Ettorre, A., Maggioni, A. P., & Tognoni, G. (2008). Omega-3 fatty acid supplementation reduces one-year risk of atrial fibrillation in patients hospitalized with myocardial infarction. *European Journal of Clinical Pharmacology, 64*(6), 627–634. doi:10.1007/s00228-008-0464-z

[132] Laran, J. (2010). Goal management in sequential choices: Consumer choices for others are more indulgent than personal choices. *Journal of Consumer Research, 37*(2), 304–314.

[133] Alford, L. (2010). What men should know about the impact of physical activity on their health. *International Journal of Clinical Practice, 64*(13), 1731–1734. doi:10.1111/j.1742-1241.2010.02478.x

[134] Lifestyle could reduce cancer two-thirds. (16 de noviembre de 2009,). *UPI*. En: http://www.upi.com/Health_News/2009/11/16/Lifestyle-could-reduce-cancer-two-thirds/UPI-82711258392618/

[135] Eheman, C., Henley, S. J., Ballard-Barbash, R., Jacobs, E. J., Schymura, M. J., Noone, A., Pan, L., Anderson, R. N., Fulton, J. E., Kohler, B. A., Jemal, A., Ward, E., Plescia, M., Ries, L. A., & Edwards, B. K. (2012). Annual Report to the Nation on the status of cancer, 1975-2008, featuring cancers associated with excess weight and lack of sufficient physical activity. *Cancer, 118*(9), 2338–2366. doi:10.1002/cncr.27514

[136] Ruden, E., Reardon, D. A., Coan, A. D., Herndon, J. E., Hornsby, W. E., West, M., Fels, D. R., Desjardins, A., Vredenburgh, J. J., Waner, E., Friedman, H., Friedman, H. S., Peters, K. B., & Jones, L. W. (2011). Exercise behavior, functional capacity, and survival in adults with malignant recurrent glioma. *Journal of Clinical Oncology, 29*(21), 2918–2923. doi:10.1200/JCO.2011.34.9852

[137] Fischetti, M. (1° de enero de 2013). How to gain or lose 30 minutes of life every day. *Scientific American*. En: http://www.scientificamerican.com/article. cfm?id=how-to-gain-or-lose-30-minutes-of-life-everyday

[138] Alford, L. (2010). What men should know about the impact of physical activity on their health. *International Journal of Clinical Practice, 64*(13), 1731–1734. doi: 10.1111/j.1742-1241.2010.02478.x

11. MANTENTE SANO MIENTRAS TRABAJAS

[139] Paffenbarger, R. S., Gima, A. S., Laughlin, E., & Black, R. A. (1971). Characteristics of longshoremen related fatal coronary heart disease and stroke. *American Journal of Public Health*, 61(7), 1362–1370.

[140] Church, T. S., Thomas, D. M., Tudor-Locke, C., Katzmarzyk, P. T., Earnest, C. P., Rodarte, R. Q., Martin, C. K., Blair, S. N., & Bouchard, C. (2011). Trends over 5 decades in U.S. occupation-related physical activity and their associations with obesity. *PLoS ONE*, 6(5), e19657. doi:10.1371/journal.pone.0019657

[141] Ng, S. W., & Popkin, B. M. (2012). Time use and physical activity: A shift away from movement across the globe. *Obesity Reviews*, 13(8), 659-680. doi:10.1111/j.1467-789X.2011.00982.x

[142] Brownson, R. C., Boehmer, T. K., & Luke, D. A. (2005). Declining rates of physical activity in the United States: What are the contributors? *Annual Review of Public Health*, 26(1), 421–443. doi:10.1146/annurev.publhealth.26.021304.144437

[143] von Thiele Schwarz, U. & Hasson, H. (2011). Employee self-rated productivity and objective organizational production levels. *Journal of Occupational and Environmental Medicine*, 53(8), 838–844. doi:10.1097/JOM.0b013e31822589c2

[144] Kosteas, V. (2012). The effect of exercise on earnings: Evidence from the NLSY. Journal of Labor Research, 33(2), 225–250. doi:10.1007/s12122-011-9129-2

[145] Schlender, B. (n.d.). The lost Steve Jobs tapes. Consultado el 25 de abril de 2012 en http://www.fastcompany.com/node/1826869/

[146] Parker-Pope, T. (25 de mayo de 2011). Less active at work, Americans have packed on pounds. *New York Times*: Well. [Página web]. En: http://well.blogs.nytimes.com/2011/05/25/less-active-at-work-americans-have-packed-on-pounds/

[147] Muhammad, L. (13 de abril de 2012). More workers work through lunch or eat at their desks. *USA Today*: Money. En: http://www.usatoday.com/money/workplace/story/2012-04-15/lunch-at-work/54167808/1

[148] Schwartz, T. (18 de junio de 2012). Share this with your CEO. *Harvard Business Review Network Blog*. [Página web]. En: http://blogs.hbr.org/schwartz/2012/06/share-this-with-your-ceo.html

[149] Kessler, R. C., Berglund, P. A., Coulouvrat, C., Hajak, G., Roth, T., Shahly, V., Shillington, A. C., Stephenson, J. J., & Walsh, J. K. (2011). Insomnia and the performance of US workers: Results from the America Insomnia Survey. *Sleep*, 34(9), 1161–1171. doi:10.5665/SLEEP.1230

[150] High cost of insomnia may be a wake-up call. (1° de septiembre de 2011). *USA Today*. En: http://yourlife.usatoday.com/health/story/2011-09-01/High-cost-of-insomnia-may-be-a-wake-up-call/50220690/1

[151] Advocates for Auto and Highway Safety. (n.d). Truck driver fatigue. [Ficha técnica]. Consultado el 5 de junio de 2013 en: http://www.saferoads.org/~saferoad/truck-driver-fatigue

[152] Sleepy drivers as dangerous as drunk ones. (31 de mayo de 2012). Foxnews.com. En: http://www.foxnews.com/health/2012/05/31/study-sleepy-drivers-equally-as-dangerous-as-drunken-drivers/

153 Caldwell, J. A. (2012). Crew schedules, sleep deprivation, and aviation performance. *Current Directions in Psychological Science*, *21*(2), 85–89. doi:10.1177/0963721411 435842
154 Golden, F. (17 de noviembre de 2010). Sleepy pilot blamed for deadly Air India crash. *AOL Travel News*. En: http://news.travel.aol.com/2010/11/17/sleepy-pilot-blamed-for-deadly-air-india-crash/
155 The better off sleep better. (4 de marzo de 2011). *ScienceDaily*. En: http://www.sciencedaily.com/releases/2011/03/110304091500.htm

12. La abstinencia

156 Shellenbarger, S. (15 de marzo de 2012). Colleagues who can make you fat. *Wall Street Journal*. En: http://online.wsj.com/article/SB100014240527023037173045772 79402522090464.html
157 Heaner, M. (12 de octubre de 2004). Snooze alarm takes its toll on a nation. *The New York Times*. En: http://www.nytimes.com/2004/10/12/health/12snoo.html

13. Mitos refutados

158 Dr. William Davis's Wheat-Loss Diet. (Sin fecha). *The 700 Club*. Consultado el 5 de junio de 2013 en: http://www.cbn.com/700club/guests/bios/william_davis_101711. aspx
159 Davis, W. (2011). *Wheat belly: Lose the wheat, lose the weight, and find your path back to health*. Nueva York: Rodale Books.
160 Jenkins, D. J., Wolever, T. M., Taylor, R. H., Barker, H., Fielden, H., Baldwin, J. M., Bowling, A. C., Newman, H. C., Jenkins, A. L., & Goff, D. V. (1981). Glycemic Index of foods: A physiological basis for carbohydrate exchange. *American Journal of Clinical Nutrition*, *34*(3), 362–366.
161 Foods identified as "whole grain" not always healthy. (10 de enero de 2013). *ScienceDaily*. En: http://www.sciencedaily.com/releases/2013/01/130110170827.htm
162 Davis, W. (2011). *Wheat belly: Lose the wheat, lose the weight, and find your path back to health*. Nueva York: Rodale Books.
163 Collier, B., Dossett, L. A., May, A. K., & Diaz, J. J. (2008). Glucose control and the inflammatory response. *Nutrition in Clinical Practice*, *23*(1), 3–15. doi:10.1177/ 011542650802300103
164 Stix, G. (9 de noviembre de 2008). Is chronic inflammation the key to unlocking the mysteries of cancer?: *Scientific American*. En: http://www.scientificamerican.com/article.cfm?id=chronic-inflammation-cancer
165 Moyer, M. W. (27 de abril de 2010). Carbs against cardio: More evidence that refined carbohydrates, not fats, threaten the heart: *Scientific American*. En: http:/ www.scientificamerican.com/article.cfm?id=carbs-against-cardio&page=2

[166] University of Chicago Press Journals (16 de mayo de 2012). You are what you eat: Why do male consumers avoid vegetarian options? *ScienceDaily*. En: http://www.sciencedaily.com/releases/2012/05/120516152532.htm

[167] Mozaffarian, D., Hao, T., Rimm, E. B., Willett, W. C., & Hu, F. B. (2011). Changes in diet and lifestyle and long-term weight gain in women and men. *New England Journal of Medicine, 364*, 2392-2404. doi:10.1056/NEJMoa1014296

[168] Larsson, S. C., & Wolk, A. (2012). Red and processed meat consumption and risk of pancreatic cancer: Meta-analysis of prospective studies. *British Journal of Cancer, 106*(3), 603–607. doi:10.1038/bjc.2011.585

[169] Pan, A., Sun, Q., Bernstein, A. M., Schulze, M. B., Manson, J. E., Willett, W. C., & Hu, F. B. (2011). Red meat consumption and risk of type 2 diabetes: 3 cohorts of US adults and an updated meta-analysis. *American Journal of Clinical Nutrition, 94*(4), 1088-1096.doi:10.3945/ajcn.111.018978

[170] Bakalar, N. (12 de marzo de 2012). Red meat linked to cancer and heart disease. *The New York Times*. En: http://www.nytimes.com/2012/03/13/health/research/red-meat-linked-to-cancer-and-heart-disease.html

[171] Pan, A., Sun, Q., Bernstein, A. M., Schulze, M. B., Manson, J. E., Stampfer, M. J., Willett, W. C., & Hu, F. B. (2012). Red meat consumption and mortality: Results from 2 prospective cohort studies. *Archives of Internal Medicine, 172*(7), 555–563. doi:10.1001/archinternmed.2011.2287

[172] Kaluza, J., Wolk, A., & Larsson, S. C. (2012). Red meat consumption and risk of stroke a meta-analysis of prospective studies. *Stroke, 43*(10), 2556-2560. doi:10.1161/STROKEAHA.112.663286

[173] Doheny, K. (29 de marzo de 2010). Can't sleep? Adjust the temperature. *WebMD*. En: http://www.webmd.com/sleep-disorders/features/cant-sleep-adjust-the-temperature

[174] Kloc, J. (21 de diciembre de 2011, December 21). Putting insomnia on ice. *Scientific American*. En: http://www.scientificamerican.com/article.cfm?id=putting-insomnia-on-ice

[175] Beckford, M. (13 de junio de 2011). Keep a cool head to avoid sleeplessness. *The Telegraph*. En: http://www.telegraph.co.uk/health/healthnews/8568966/Keep-a-cool-head-to-avoid-sleeplessness.html

[176] Johnson, F., Mavrogianni, A., Ucci, M., Vidal-Puig, A., & Wardle, J. (2011). Could increased time spent in a thermal comfort zone contribute to population increases in obesity? *Obesity Reviews, 12*(7), 543–551. doi:10.1111/j.1467-789X.2010.00851.x.

14. La salud empieza en casa

[177] Wansink, B., Painter, J. E., & North, J. (2005). Bottomless bowls: Why visual cues of portion size may influence intake. *Obesity, 13*(1), 93–100. doi:10.1038/oby.2005.12

[178] Rolls, B. J., Morris, E. L., & Roe, L. S. (2002). Portion size of food affects energy intake in normal-weight and overweight men and women. *American Journal of Clinical Nutrition, 76*(6), 1207–1213.

[179] Mindless eating: Losing weight without thinking. (6 de agosto de 2011). *Science-Daily*. En: http://www.sciencedaily.com/releases/2011/08/110805163541.htm

[180] Van Ittersum, K., & Wansink, B. (2012). Plate size and color suggestibility: The Delboeuf Illusion's bias on serving and eating behavior. *Journal of Consumer Research*, 39(2), 215 – 228.

[181] Thomas, J. G., Bond, D. S., Hill, J. O., & Wing, R. R. (2011). The National Weight Control Registry (NWCR): A study of "Successful Losers." *American College of Sports Medicine Health & Fitness Journal*, 15(2).8-12. doi:10.1249/FIT.0b013e31820b72b5

[182] Gruber, R., Cassoff, J., Frenette, S., Wiebe, S., & Carrier, J. (2012). Impact of sleep extension and restriction on children's emotional ability and impulsivity. *Pediatrics*, 130(5), e1155–e1161. doi:10.1542/peds.2012-0564

[183] Mindell, J. A., Meltzer, L. J., Carskadon, M. A., & Chervin, R. D. (2009). Developmental aspects of sleep hygiene: Findings from the 2004 National Sleep Foundation Sleep in America Poll. *Sleep Medicine*, 10(7), 771–779. doi:10.1016/j.sleep.2008.07.016

[184] Stone, M. R., Stevens, D., & Faulkner, G. E. J. (2013). Maintaining recommended sleep throughout the week is associated with increased physical activity in children. *Preventive Medicine*, 56(2), 112–117. doi:10.1016/j.ypmed.2012.11.015

[185] Golley, R. K., Maher, C. A., Matricciani, L., & Olds, T. S. (2013). Sleep duration or bedtime? Exploring the association between sleep timing behaviour, diet and BMI in children and adolescents. International *Journal of Obesity*, 37(4), 546-551. doi:10.1038/ijo.2012.212

15. Planifica

[186] Wilcox, K., Vallen, B., Block, L., & Fitzsimons, G. J. (2009). Vicarious goal fulfillment: When the mere presence of a healthy option leads to an ironically indulgent decision. *Journal of Consumer Research*, 36(3), 380–393. doi: 10.1086/599219

[187] Wu, H. W. & Sturm, R. (2012). What's on the menu? A review of the energy and nutritional content of US chain restaurant menus. *Public Health Nutrition*, 16(1), 87-96. doi:10.1017/S136898001200122X

[188] Ruby, M. B., Dunn, E. W., Perrino, A., Gillis, R., & Viel, S. (2011). The invisible benefits of exercise. *Health Psychology*, 30(1), 67–74. doi:10.1037/a0021859

[189] Redelmeier, D. A., & Kahneman, D. (1996). Patients' memories of painful medical treatments: Real-time and retrospective evaluations of two minimally invasive procedures. *Pain*, 66(1), 3–8. doi:10.1016/0304-3959(96)02994-6

[190] Gilovich, T., Griffin, D. W., & Kahneman, D. (2002). *Heuristics and biases: The psychology of intuitive judgment*. Nueva York: Cambridge University Press.

[191] O'Brien, E., & Ellsworth, P. C. (2012). Saving the last for best: A positivity bias for end experiences. *Psychological Science*, 23(2), 163-165. doi:10.1177/0956797611427408

[192] Weiser, P. (21 de junio de 2010) Cool down and enjoy. *Endurance Education*. En: http://www.endurance-education.com/pushing-the-envelope/cool-down-and-enjoy/

193 SoundaraPandian, S., Ekkekakis, P., & Welch, A. S. (2010). Exercise as an affective experience: Does adding a positive end impact future exercise choice? *Medicine & Science in Sports & Exercise, 42*(5), 102–103. doi:10.1249/01.MSS.0000385962.64835.7a

194 Kolata, G. (19 de noviembre de 2012). Updating the message to get Americans moving. *New York Times: Well.* [Página web]. Consultado el 17 de enero de 2013 en: http://well.blogs.nytimes.com/2012/11/19/updating-the-message-to-get-americans-moving/

195 Fenn, K. M., & Hambrick, D. Z. (2011). Individual differences in working memory capacity predict sleep-dependent memory consolidation. *Journal of Experimental Psychology: General, 141*(3), 404–410. doi:10.1037/a0025268

196 Wilhelm, I., Diekelmann, S., Molzow, I., Ayoub, A., Mölle, M., & Born, J. (2011). Sleep selectively enhances memory expected to be of future relevance. *Journal of Neuroscience, 31*(5), 1563–1569. doi:10.1523/JNEUROSCI.3575-10.2011

197 Ferrie, J. E., Shipley, M. J., Akbaraly, T. N., Marmot, M. G., Kivimäki, M., & Singh-Manoux, A. (2011). Change in sleep duration and cognitive function: Findings from the Whitehall II Study. *Sleep, 34*(5), 565–573.

16. Mantente ágil

198 Diet linked to daytime sleepiness and alertness in healthy adults. (7 de mayo de 2013). *ScienceDaily.* En: http://www.sciencedaily.com/releases/2013/05/130507164632.htm

199 Golomb, B. A., Evans, M. A., White, H. L., & Dimsdale, J. E. (2012). Trans fat consumption and aggression. *PLoS ONE, 7*(3), e32175. doi:10.1371/journal.pone.0032175

200 More trans fat consumption linked to greater aggression, researchers find. (13 de marzo de 2012). *ScienceDaily.* En: http://www.sciencedaily.com/releases/2012/03/120313122504.htm

201 Sánchez-Villegas, A., Toledo, E., de Irala, J., Ruiz-Canela, M., Pla-Vidal, J., & Martínez-González, M. A. (2012). Fast-food and commercial baked goods consumption and the risk of depression. *Public Health Nutrition, 15*(3), 424–432. doi:10.1017/S1368980011001856

202 High-fat diet may make you stupid and lazy. (n.d.). *LiveScience.com.* Consultado el 6 de junio de 2013 en: http://www.livescience.com/5635-high-fat-diet-stupid-lazy.html

203 Does fatty food impact marital stress? (24 de abril de 2012). *ScienceDaily.* En: http://www.sciencedaily.com/releases/2012/04/120424095502.htm

204 Many apples a day keep the blues at bay. (23 de enero de 2013). *ScienceDaily.* En: http://www.sciencedaily.com/releases/2013/01/130123195351.htm

205 Griffin, É. W., Mullally, S., Foley, C., Warmington, S. A., O'Mara, S. M., & Kelly, Á. M. (2011). Aerobic exercise improves hippocampal function and increases BDNF in the serum of young adult males. *Physiology & Behavior, 104*(5), 934–941. doi:10.1016/j.physbeh.2011.06.005

[206] Walking slows progression of Alhzeimer's, study shows. (29 de noviembre de 2010). *ScienceDaily*. En: http://www.sciencedaily.com/releases/2010/11/101129101914.htm

[207] Woodcock, J., Franco, O. H., Orsini, N., & Roberts, I. (2011). Non-vigorous physical activity and all-cause mortality: Systematic review and meta-analysis of cohort studies. *International Journal of Epidemiology*, 40(1), 121-138 doi:10.1093/ije/dyq104

[208] Loprinzi, P. D., & Cardinal, B. J. (2011). Association between objectively-measured physical activity and sleep, NHANES 2005–2006. *Mental Health and Physical Activity*, 4(2), 65–69. doi:10.1016/j.mhpa.2011.08.001

[209] Physical activity impacts overall quality of sleep. (22 de noviembre de 2011). *ScienceDaily*. En:http://www.sciencedaily.com/releases/2011/11/111122143354.htm

[210] Exercising close to bedtime is OK, sleep experts say. (4 de marzo de 2013). *USA Today*. En: http://www.usatoday.com/story/news/nation/2013/03/04/sleep-survey-exercise-insomnia/1955117/

17. CUMPLE LAS EXPECTATIVAS

[211] Hofmann, W., Baumeister, R. F., Förster, G., & Vohs, K. D. (2011). Everyday temptations: An experience sampling study of desire, conflict, and self-control. *Journal of Personality and Social Psychology*, 102(6), 1318-1335. doi:10.1037/a0026545

[212] Allen, G. J., & Albala, K. (2007). *The business of food: Encyclopedia of the food and drink industries*. Westport, CT: ABC-CLIO.

[213] Schuldt, J. P., Muller, D., & Schwarz, N. (2012). The "Fair Trade" effect: Health halos from social ethics claims. *Social Psychological and Personality Science*. doi:10.1177/1948550611431643

[214] Lee, W. J., Shimizu, M., Kniffin, K. M., & Wansink, B. (2013). You taste what you see: Do organic labels bias taste perceptions? *Food Quality and Preference*, 29(1), 33–39. doi:10.1016/j.foodqual.2013.01.010

[215] Lloyd, J. (13 de junio de 2011). Apples top most pesticide-contaminated list. *USA Today*. En: http://yourlife.usatoday.com/fitness-food/safety/story/2011/06/Apples-top-list-of-produce-contaminated-with-pesticides/48332000/1

[216] Gokee LaRose, J. Leahey, T. M., Weinberg, B. M., Kumar, R., & Wing, R.R. (2012). Young adults' performance in a low-Intensity weight loss campaign. *Obesity*, 20(11), 2314-2316. doi:10.1038/oby.2012.30

[217] Bault, N., Joffily, M., Rustichini, A., & Coricelli, G. (2011). Medial prefrontal cortex and striatum mediate the influence of social comparison on the decision process. *Proceedings of the National Academy of Sciences*, 108(38), 16044-16049. doi:10.1073/pnas.1100892108

18. BUENAS NOCHES

[218] Smith, K. J., Gall, S. L., McNaughton, S. A., Blizzard, L., Dwyer, T., & Venn, A. J. (2010). Skipping breakfast: Longitudinal associations with cardiometabolic risk

factors in the Childhood Determinants of Adult Health Study. *American Journal of Clinical Nutrition*, 92(6), 1316–1325. doi:10.3945/ajcn.2010.30101

[219] Clendaniel, M. (Sin fecha). People who eat breakfast are smarter and skinnier. *Co.Exist*. Consultado el 1º de julio de 2013 en: http://www.fastcoexist.com/1680410/people-who-eat-breakfast-are-smarter-and-skinnier

[220] Kiefer, I. (2007). Brain food. *Scientific American Mind*, 18(5), 58–63. doi:10.1038/scientificamericanmind1007-58

[221] Glycemic index foods at breakfast can control blood sugar throughout the day. (30 de marzo de 2012). *ScienceDaily*. En: http://www.sciencedaily.com/releases/2012/03/120330110204.htm

[222] Leidy, H. J., Ortinau, L. C., Douglas, S. M., & Hoertel, H. A. (2013). Beneficial effects of a higher-protein breakfast on the appetitive, hormonal, and neural signals controlling energy intake regulation in overweight/obese, "breakfast-skipping," late-adolescent girls. *American Journal of Clinical Nutrition*, 97(4), 677–688. doi:10.3945/ajcn.112.053116

[223] Wilson, M. (Sin fecha). Infografía: When the lights go out, the world eats junk. *Co.Design*. Consultado el 1º de julio de 2013 en: http://www.fastcodesign.com/1669761/infographic-when-the-lights-go-out-the-world-eats-junk

[224] St-Onge, M. P., McReynolds, A., Trivedi, Z. B., Roberts, A. L., Sy, M., & Hirsch, J. (2012). Sleep restriction leads to increased activation of brain regions sensitive to food stimuli. *American Journal of Clinical Nutrition*, 95(4), 818-824. doi:10.3945/ajcn.111.027383

[225] Stamatakis, E., Hamer, M., & Dunstan, D. W. (2011). Screen-based entertainment time, all-cause mortality, and cardiovascular events: Population-based study with ongoing mortality and hospital events follow-up. *Journal of the American College of Cardiology*, 57(3), 292–299. doi:10.1016/j.jacc.2010.05.065

[226] Veerman, J. L., Healy, G. N., Cobiac, L. J., Vos, T., Winkler, E. A. H., Owen, N., & Dunstan, D. W. (2011). Television viewing time and reduced life expectancy: A life table analysis. *British Journal of Sports Medicine*, 46(13), 927-930. doi:10.1136/bjsm.2011.085662

[227] Shaw, M. (2000). Time for a smoke? One cigarette reduces your life by 11 minutes. *BMJ*, 320(7226), 53–53. doi:10.1136/bmj.320.7226.53

[228] Get up. Get out. Don't sit. (17 de octubre de 2012). *New York Times: Well*. [Página web]. En: http://well.blogs.nytimes.com/2012/10/17/get-up-get-out-dont-sit/

[229] Veerman, J. L., Healy, G. N., Cobiac, L. J., Vos, T., Winkler, E. A. H., Owen, N., & Dunstan, D. W. (2011). Television viewing time and reduced life expectancy: A life table analysis. *British Journal of Sports Medicine*, 46(13), 927-930. doi:10.1136/bjsm.2011.085662

[230] Steeves, J. A., Thompson, D. L., & Bassett, D. R. (2012). Energy cost of stepping in place while watching television commercials. *Medicine & Science in Sports & Exercise*, 44(2), 330–335. doi:10.1249/MSS.0b013e31822d797e

[231] Sleepy connected Americans. (7 de marzo de 2011). *ScienceDaily*. En: http://www.sciencedaily.com/releases/2011/03/110307065350.htm

232 O'Connor, A. (10 de septiembre de 2012). Really? Using a computer before bed can disrupt sleep. *New York Times: Well*. [página web]. En: http://well.blogs.nytimes.com/2012/09/10/really-using-a-computer-before-bed-can-disrupt-sleep/

233 Wood, B., Rea, M. S., Plitnick, B., & Figueiro, M. G. (2012). Light level and duration of exposure determine the impact of self-luminous tablets on melatonin suppression. *Applied Ergonomics, 44*(2), 237-240. doi:10.1016/j.apergo.2012.07.008

19. REPENSAR LAS COSAS

234 USDA National Nutrient Database for Standard Reference. (2013). Nutrient data for 09003, apples, raw, with skin. [Análisis nutricional]. En: http://ndb.nal.usda.gov/ndb/foods/show/2141?fg=&man=&lfacet=&format=&count=&max-=25&offset=&sort=&qlookup=apple

235 USDA National Nutrient Database for Standard Reference. (2013). Nutrient data for 09400, apple juice, canned or bottled, unsweetened, with added ascorbic acid. [Análisis nutricional]. En: http://ndb.nal.usda.gov/ndb/foods/show/2423?fg=&man=&lfacet=&format=&count=&max=25&offset=&sort=&qlookup=apple+juice

236 Harvard School of Public Health. (2012). *How sweet is it? Calories and teaspoons of sugar in 12 ounces of each beverage*. [Gráfica]. En: http://www.hsph.harvard.edu/nutritionsource/files/2012/10/how-sweet-is-it-color.pdf

237 Hold the diet soda? Sweetened drinks linked to depression, coffee tied to lower risk. (8 de enero de 2013). *ScienceDaily*. En: http://www.sciencedaily.com/releases/2013/01/130108162135.htm

238 Fat Secret. (2013). 1 cup dried mango. [Análisis nutricional]. En: http://www.fatsecret.com/calories-nutrition/generic/mango-dried?portionid=22479&portionamount=1.000

239 USDA National Nutrient Database for Standard Reference. (2013). Nutrient data for19110, candies, Krackel chocolate bar. [Análisis nutricional]. En: http://ndb.nal.usda.gov/ndb/foods/show/5914?fg=&man=&lfacet=&format=&count=&max=25&offset=0&sort=&qlookup=candy+bar

240 Ipatenco, S. (n.d.). Are dried cranberries good for you? *San Francisco Chronicle: Healthy Eating*. Consultado el 19 de marzo de 2013 en: http://healthyeating.sfgate.com/dried-cranberries-good-you-3668.html

241 Irmak, C., Vallen, B., & Robinson, S. R. (2011). The impact of product name on dieters' and nondieters' food evaluations and consumption. *Journal of Consumer Research, 38*(2), 390–405.

242 Froot Loops Doctor Commercial [Archivo de video]. Consultado el 6 de junio de 2013 en: http://www.youtube.com/watch?v=Br3gdKguUx0&feature=youtube_gdata_player

243 Kellogg's® Froot Loops® cereal. (Sin fecha). Consultado el 6 de junio de 2013 en: http://www2.kelloggs.com/ProductDetail.aspx?id=566

244 My Fitness Pal. (2013). Calories in egg white omelette with bell pepper tomato and veggie sausage. [Cálculo de contenido nutricional]. En: http://www.myfitnesspal.com/

food/calories/egg-white-omelette-egg-white-omelette-with-bell-pepper-tomato-and-veggie-sausage-8100420

[245] Mandal, B. (2010). Use of food labels as a weight loss behavior. *Journal of Consumer Affairs, 44*(3), 516–527, 527. doi:10.1111/j.1745-6606.2010.01181.x

[246] Schuldt, J. P. (2013). Does green mean healthy? Nutrition label color affects perceptions of healthfulness. *Health Communication*, 1-8. doi: 10.1080/10410236.2012.725270

[247] Lapierre, M. A., Vaala, S. E., & Linebarger, D. L. (2011). Influence of licensed spokescharacters and health cues on children's ratings of cereal taste. *Archives of Pediatric and Adolescent Medicine, 165*(3), 229–234. doi:10.1001/archpediatrics.2010.300

[248] Elliott, C. D. (2011). Sweet and salty: Nutritional content and analysis of baby and toddler foods. *Journal of Public Health, 33*(1), 63–70. doi:10.1093/pubmed/fdq037

[249] Zhou, J., Liu, D., Li, X., Ma, J., Zhang, J., & Fang, J. (2012). Pink noise: Effect on complexity synchronization of brain activity and sleep consolidation. *Journal of Theoretical Biology, 306*, 68–72. doi:10.1016/j.jtbi.2012.04.006

20. Perfecciona tu rutina

[250] Charred meat may increase risk of pancreatic cancer. (21 de abril de 2009). *ScienceDaily*. En: http://www.sciencedaily.com/releases/2009/04/090421154327.htm

[251] Cai, W., Ramdas, M., Zhu, L., Chen, X., Striker, G. E., & Vlassara, H. (2012). Oral advanced glycation endproducts (AGEs) promote insulin resistance and diabetes by depleting the antioxidant defenses AGE receptor-1 and sirtuin 1. *Proceedings of the National Academy of Sciences, 109*(39), 15888-15893. doi: 10.1073/pnas.1205847109

[252] Food preparation may play a big role in chronic disease. (24 de abril de 2007). *ScienceDaily*. En: http://www.sciencedaily.com/releases/2007/04/070424155559.htm

[253] Luevano-Contreras, C., Garay-Sevilla, M. E., Preciado-Puga, M., & Chapman-Novakofski, K. M. (2013). The relationship between dietary advanced glycation end products and indicators of diabetes severity in Mexicans and non-Hispanic whites: A pilot study. *International Journal of Food Sciences and Nutrition, 64*(1), 16–20. doi:10.3109/09637486.2012.704905

[254] Guillén, M. D., & Uriarte, P. S. (2012). Aldehydes contained in edible oils of a very different nature after prolonged heating at frying temperature: Presence of toxic oxygenated α,β unsaturated aldehydes. *Food Chemistry, 131*(3), 915–926. doi: 10.1016/j.foodchem.2011.09.079

[255] Jacobson, S. H., King, D. M., & Yuan, R. (2011). A note on the relationship between obesity and driving. *Transport Policy, 18*(5), 772–776. doi:10.1016/j.tranpol.2011.03.008

[256] Reich, K. A., Chen, Y.-W., Thompson, P. D., Hoffman, E. P., & Clarkson, P. M. (2010). Forty-eight hours of unloading and 24 h of reloading lead to changes in global gene expression patterns related to ubiquitination and oxidative stress in humans. *Journal of Applied Physiology, 109*(5), 1404–1415. doi:10.1152/japplphysiol.00444.2010

257 Long commutes "bad for marriage": estudio sueco. (24 de mayo de 2011). *The Local*. En: http://www.thelocal.se/33966/20110524/#.UPgHzytddiQ

258 Lowrey, A. (26 de mayo de 2011). Your commute is killing you. *Slate*. En: http://www.slate.com/articles/business/moneybox/2011/05/your_comute_is_killing_you.single.html

259 Stutzer, A., & Frey, B. S. (2008). Stress that doesn't pay: The commuting paradox. *Scandinavian Journal of Economics*, *110*(2), 339-366. doi: 10.1111/j.1467-9442.2008.00542.x

260 Wang, S. S. (29 de marzo de 2011). How your schedule can help (or hurt) your health. *Wall Street Journal*. En: http://online.wsj.com/article/SB10001424052748704471904576228532850374342.html?mod=rss_Health#printMode

261 Heart attacks rise following daylight saving time. (7 de marzo de 2012). *ScienceDaily*. En: http://www.sciencedaily.com/releases/2012/03/120307162555.htm

262 Mazzoccoli, G., Piepoli, A., Carella, M., Panza, A., Pazienza, V., Benegiamo, G., Palumbo, O., & Ranieri, E. (2012). Altered expression of the clock gene machinery in kidney cancer patients. *Biomedicine & Pharmacotherapy*, *66*(3), 175-179. doi:10.1016/j.biopha.2011.11.007

263 O'Connor, A. (20 de mayo de 2012). Sleep apnea tied to increased cancer risk. *New York Times: Well*. [Página Web]. En: http://well.blogs.nytimes.com/2012/05/20/sleep-apnea-tied-to-increased-cancer-risk

264 Buxton, O. M., Cain, S. W., O'Connor, S. P., Porter, J. H., Duffy, J. F., Wang, W., Czeisler, C. A., & Shea, S. A. (2012). Adverse metabolic consequences in humans of prolonged sleep restriction combined with circadian disruption. *Science Translational Medicine*, *4*(129), 129ra43–129ra43. doi:10.1126/scitranslmed.3003200

21. Vivir el ahora

265 Pollan, M. (2009). *Food rules: An eater's manual*. Nueva York: Penguin.

266 How long do canned meats last? (Sin fecha). *Eat By Date*. Consultado el 8 de junio de 2013 en: http://www.eatbydate.com/proteins/meats/how-long-does-canned-meat-last-shelf-life-expiration-date/

267 Darrington, J. (2008). White rice. *Utah State University Cooperative Extension*. Consultado el 8 de junio de 2013 en: http://extension.usu.edu/foodstorage/htm/white-rice

268 Bohns, V. K. & Wiltermuth, S. S. (2012). It hurts when I do this (or you do that): Posture and pain tolerance. *Journal of Experimental Social Psychology*, *48*(1), 341–345. doi:10.1016/j.jesp.2011.05.022

269 Briñol, P., Petty, R. E., & Wagner, B. (2009). Body posture effects on self-evaluation: A self-validation approach. *European Journal of Social Psychology*, *39*(6), 1053–1064. doi:10.1002/ejsp.607

270 Alderman, L. (24 de junio de 2011. Sit up straight to avoid back problems. *New York Times*. En: http://www.nytimes.com/2011/06/25/health/25consumer.html

271 Epstein, R. (8 de septiembre de 2011). Fight the frazzled mind: Proactive steps manage stress. *Scientific American*. En: http://www.scientificamerican.com/article.cfm?id=fight-the-frazzled-mind

272 Ackermann, K., Revell, V. L., Lao, O., Rombouts, E. J., Skene, D. J., & Kayser, M. (2012). Diurnal rhythms in blood cell populations and the effect of acute sleep deprivation in healthy young men. *Sleep*, 35(7), 933-940. doi:10.5665/sleep.1954

273 Campbell, J. P., Karolak, M. R., Ma, Y., Perrien, D. S., Masood-Campbell, S. K., Penner, N. L., Munoz, S. A., Zijlstra, A., Yang, X., Sterling, J. A., & Eleftriou, F. (2012). Stimulation of host bone marrow stromal cells by sympathetic nerves promotes breast cancer bone metastasis in mice. *PLoS Biol*, 10(7), e1001363. doi:10.1371/journal.pbio.1001363

274 Piazza, J. R., Charles, S. T., Sliwinski, M. J., Almeida, D. M. (2012). Affective reactivity to daily stressors and long-term risk of reporting a chronic physical health condition. *Annals of Behavioral Medicine*, 45(1), 110–120. doi:10.1007/s12160-012-9423-0

275 Reactions to everyday stressors predict future health. (2 de noviembre de 2012). *ScienceDaily*. En: http://www.sciencedaily.com/releases/2012/11/121102205143.htm

22. Las soluciones definitivas para el antienvejecimiento

276 Stephen, I. D., Coetzee, V., & Perrett, D. I. (2011). Carotenoid and melanin pigment coloration affect perceived human health. *Evolution and Human Behavior*, 32(3), 216–227.doi:10.1016/j.evolhumbehav.2010.09.003

277 Eating vegetables gives skin a more healthy glow than the sun, study shows. (11 de enero de 2011). *ScienceDaily*. En: http://www.sciencedaily.com/releases/2011/01/110111133224.htm

278 Krieger, E. B. (Sin fecha). Top 10 foods for healthy hair. *WebMD*. Consultado el 15 de marzo de 2013 en: http://www.webmd.com/healthy-beauty/features/top-10-foods-for-healthy-hair

279 Skin problems and treatments. (Sin fecha). *WebMD*. Consultado el 5 de junio de 2013 en http://www.webmd.com/skin-problems-and-treatments/picture-of-the-hair

280 Krieger, E. B. (Sin fecha). Top 10 foods for healthy hair. *WebMD*. Consultado el 15 de marzo de 2013 en: http://www.webmd.com/healthy-beauty/features/top-10-foods-for-healthy-hair

281 Safdar, A., Bourgeois, J. M., Ogborn, D. I., Little, J. P., Hettinga, B. P., Akhtar, M., Thompson, J. E., Melov, S., Mocellin, N. J., Kujoth, G. C., Prolla, T. A., & Tarnopolsky, M. A. (2011). Endurance exercise rescues progeroid aging and induces systemic mitocondrial rejuvenation in mtDNA mutator mice. *Proceedings of the National Academy of Sciences*, 108(10), 4135-4140. doi:10.1073/pnas.1019581108

282 Reynolds, G. (2 de marzo de 2011). Can exercise keep you young? *New York Times: Well*. [Página web]. En: http://well.blogs.nytimes.com/2011/03/02/can-exercise-keep-you-young/

283 Gielen, S., Sandri, M., Kozarez, I., Kratzsch, J., Teupser, D., Thiery, J., Erbs, S., Mangner, N., Lenk, K., Hambrecht, R., Schuler, G., & Adams, V. (2012). Exercise training attenuates MuRF-1 expression in the skeletal muscle of patients with chronic heart failure independent of age: The Randomized Leipzig Exercise Intervention in Chronic Heart Failure and Aging (LEICA) Catabolism Study. *Circulation*, *125*(22), 2716-2727.doi:10.1161/CIRCULATIONAHA.111.047381

284 Axelsson, J., Sundelin, T., Ingre, M., Van Someren, E. J. W., Olsson, A., & Lekander, M. (2010). Beauty sleep: Experimental study on the perceived health and attractiveness of sleep deprived people. *British Medical Journal*, *341*, c6614–c6614. doi: http://dx.doi.org/10.1136/bmj.c6614

285 Altemus, M., Rao, B., Dhabhar, F. S., Ding, W., & Granstein, R. D. (2001). Stress-induced changes in skin barrier function in healthy women. *Journal of Investigative Dermatology*, *117*(2), 309–317. doi:10.1046/j.1523-1747.2001.01373.x

23. Dale una oportunidad a los alimentos saludables

286 Wansink, B., Aner, T., & Shimzu, M. (2012). First foods most: After 18-hour fast, people drawn to starches first and vegetables last. *Archives of Internal Medicine*, *172*(12), 961–963. doi:10.1001/archinternmed.2012.1278

287 O'Connor, A. (26 de junio de 2012). Craving carbs on an empty stomach. *New York Times: Well*. [Página web] En: http://well.blogs.nytimes.com/2012/06/26/craving-carbs-on-an-empty-stomach/

288 Drink water to curb weight gain? Clinical trial confirms effectiveness of simple appetite control method. (23 de agosto de 2010). *ScienceDaily*. En: http://www.sciencedaily.com/releases/2010/08/100823142929.htm

289 Kolata, G. (19 de noviembre de 2012). Updating the message to get Americans moving. *New York Times: Well*. [Página web] En: http://well.blogs.nytimes.com/2012/11/19/updating-the-message-to-get-americans-moving/

290 Exercise and addiction: Fun run. (14 de abril de 2012). *The Economist*. En: http://www.economist.com/node/21552536

291 Raichlen, D. A., Foster, A. D., Gerdeman, G. L., Seillier, A., & Giuffrida, A. (2012). Wired to run: Exercise-induced endocannabinoid signaling in humans and cursorial mammals with implications for the "runner's high". *Journal of Experimental Biology*, *215*(8), 1331–1336. doi:10.1242/jeb.063677

292 Joyce, C. (7 de mayo de 2012). 'Wired to run': Runner's high may have been evolutionary advantage. *NPR: Shots*. En: http://www.npr.org/blogs/health/2012/05/07/151936266/wired-to-run-runners-high-may-have-been-evolutionary-advantage

293 Squatriglia, C. (3 de mayo de 2012). Study reveals joggers live 5 years longer. *WIRED*. En: http://www.wired.com/playbook/2012/05/joggers-live-longer/

294 van der Helm, E., Yao, J., Dutt, S., Rao, V., Saletin, J. M., & Walker, M. P. (2011). REM sleep depotentiates amygdala activity to previous emotional experiences. *Current Biology*, *21*(23), 2029–2032. doi:10.1016/j.cub.2011.10.052

[295] Dreaming takes the sting out of painful memories, research shows. (23 de noviembre de 2011). *ScienceDaily*. En: http://www.sciencedaily.com/releases/2011/11/1111 23133346.htm

[296] Griffith, L. C., & Rosbash, M. (2008). Sleep: Hitting the reset button. *Nature Neuroscience, 11*(2), 123–124. doi:10.1038/nn0208-123

[297] Castro, J. (2012). Sleep's secret repairs. *Scientific American Mind, 23*(2), 42–45.doi: 10.1038/scientificamericanmind0512-42

24. Responsabilízate

[298] Wiecha, J. L., Peterson, K. E., Ludwig, D. S., Kim, J., Sobol, A., & Gortmaker, S. L. (2006). When children eat what they watch: Impact of television viewing on dietary intake in youth. *Archives of Pediatric and Adolescent Medicine, 160*(4), 436–442. doi:10.1001/archpedi.160.4.436

[299] Neal, D. T., Wood, W., Wu, M., & Kurlander, D. (2011). The pull of the past: When do habits persist despite conflict with motives? *Personality and Social Psychology Bulletin, 37*(11), 1428–1437. doi:10.1177/0146167211419863

[300] Geier, A., Wansink, B., & Rozin, P. (2012). Red potato chips: Segmentation cues can substantially decrease food intake. *Health Psychology, 31*(3), 398–401. doi:10.1037/a0027221

[301] Thompson Coon, J., Boddy, K., Stein, K., Whear, R., Barton, J., & Depledge, M. H. (2011). Does participating in physical activity in outdoor natural environments have a greater effect on physical and mental wellbeing than physical activity indoors? A systematic review. *Environmental Science and Technology, 45*(5), 1761–1772. doi:10.1021/es102947t

[302] In the green of health: Just 5 minutes of 'green exercise' optimal for good mental health. (21 de mayo de 2010). *ScienceDaily*. En: http://www.sciencedaily.com/releases/2010/05/100502080414.htm

[303] Helliker, K. (18 de mayo de 2010). The power of a gentle nudge: Phone calls, even voice recordings, can get people to go to the gym. *Wall Street Journal*. En: http://online.wsj.com/article/SB10001424052748704314904575250352409843386.html

[304] King, A. C., Friedman, R., Marcus, B., Castro, C., Napolitano, M., Ahn, D., & Baker, L. (2007). Ongoing physical activity advice by humans versus computers: The Community Health Advice by Telephone (CHAT) trial. *Health Psychology, 26*(6), 718–727. doi:10.1037/0278-6133.26.6.718

[305] Helliker, K. (18 de mayo de 2010). The power of a gentle nudge: Phone calls, even voice recordings, can get people to go to the gym. *Wall Street Journal*. En: http://online.wsj.com/article/SB10001424052748704314904575250352409843386.html

[306] Optimal workout partner encourages less to motivate more. (7 de mayo de 2013) *ScienceDaily*. En: http://www.sciencedaily.com/releases/2013/05/130507103028.htm

25. Medidas preventivas

307 Vasko, C. (Sin fecha). Foods that fight cancer. *Stand Up To Cancer*. Consultado el 3 de marzo de 2013 en: http://www.standup2cancer.org/article_archive/view/foods_that_fight_cancer

308 Rock, C. L., Doyle, C., Demark-Wahnefried, W., Meyerhardt, J., Courneya, K. S., Schwartz, A. L., Bandera, E. V., Hamilton, K. K., Grant, B., McCullough, M., Byers, T., & Gansler, T. (2012). Nutrition and physical activity guidelines for cancer survivors. *CA: A Cancer Journal for Clinicians, 62*, 242-274.doi: 10.3322/caac.21142

309 Park, E. J., Lee, J. H., Yu, G.-Y., He, G., Ali, S. R., Holzer, R. G., Österreicher, C. H., Takahashi, H., & Karin, M. (2010). Dietary and genetic obesity promote liver inflammation and tumorigenesis by enhancing IL-6 and TNF expression. *Cell, 140*(2), 197–208. doi:10.1016/j.cell.2009.12.052

310 Obesity ups cancer risk, and here's how. (21 de enero de 2010). *ScienceDaily*. En: http://www.sciencedaily.com/releases/2010/01/100121135713.htm

311 Park, E. J., Lee, J. H., Yu, G.-Y., He, G., Ali, S. R., Holzer, R. G., Österreicher, C. H., Takahashi, H., & Karin, M. (2010). Dietary and genetic obesity promote liver inflammation and tumorigenesis by enhancing IL-6 and TNF expression. *Cell, 140*(2), 197–208. doi:10.1016/j.cell.2009.12.052

312 Hsu, A., Wong, C. P., Yu, Z., Williams, D. E., Dashwood, R. H., & Ho, E. (2011). Promoter de-methylation of cyclin D2 by sulforaphane in prostate cancer cells. *Clinical Epigenetics, 3*(1), 3. doi:10.1186/1868-7083-3-3

313 Wolk, A., Larsson, S. C., Johansson, J.-E., & Ekman, P. (2006). Long-term fatty fish consumption and renal cell carcinoma incidence in women. *Journal of the American Medical Association, 296*(11), 1371–1376. doi:10.1001/jama.296.11.1371

314 Vasko, C. (Sin fecha). Foods that fight cancer. *Stand Up to Cancer*. Consultado el 3 de marzo de 2013 en: http://www.standup2cancer.org/article_archive/view/foods_that_fight_cancer

315 Li, W. (mayo de 2010). TED Talk: Can we eat to starve cancer? [Archivo de video]. En: http://www.ted.com/talks/william_li.html

316 Haykowsky, M., Scott, J., Esch, B., Schopflocher, D., Myers, J., Paterson, I., Warburton, D., Jones, L., & Clark, A. M. (2011). A meta-analysis of the effects of exercise training on left ventricular remodeling following myocardial infarction: Start early and go longer for greatest exercise benefits on remodeling. *Trials, 12*(1), 92. doi:10.1186/1745-6215-12-92

317 Heart needs work after heart attack: New study challenges the notion that the heart must rest. *ScienceDaily*. (14 de abril de 2011). Consultado el 19 de abril de 2012 en: http://www.sciencedaily.com/releases/2011/04/110414131845.htm

318 Trivedi, M. H., Greer, T. L., Church, T. S., Carmody, T. J., Grannemann, B. D., Galper, D.I., Dunn, A. L., Earnest, C. P., Sunderajan, P., Henley, S. S., & Blair, S. N. (2011). Exercise as an augmentation treatment for nonremitted major depressive disorder. *Journal of Clinical Psychiatry, 72*(05), 677–684. doi:10.4088/JCP.10m06743

[319] Varkey, E., Cider, Å., Carlsson, J., & Linde, M. (2011). Exercise as migraine prophylaxis: A randomized study using relaxation and topiramate as controls. *Cephalalgia, 31*(14), 1428–1438. doi:10.1177/0333102411419681

[320] Fitness reduces inflammation, study suggests. (6 de julio de 2007). *ScienceDaily.* Consultado el 19 de abril de 2012 en: http://www.sciencedaily.com/releases/2007/07/070706115120.htm

[321] Barrès, R., Yan, J., Egan, B., Treebak, J. T., Rasmussen, M., Fritz, T., Caidahl, K., Krook, A., O'Gorman, D. J., & Zierath, J. R. (2012). Acute exercise remodels promoter methylation in human skeletal muscle. *Cell Metabolism, 15*(3), 405–411. doi:10.1016/j.cmet.2012.01.001

[322] Yusuf, S., Hawken, S., Ounpuu, S., Dans, T., Avezum, A., Lanas, F., McQueen, M., Budaj, A., Pais, P., Varigos, J., Lisheng, L., & INTERHEART Study Investigators (2004). Effect of potentially modifiable risk factors associated with myocardial infarction in 52 countries (the INTERHEART study): Case-control study. *Lancet, 364*(9438), 937–952.doi:10.1016/S0140-6736(04)17018-9

[323] Women's Heart Foundation. (Sin fecha.) Women and heart disease. [Ficha técnica.] Consultado el 5 de junio de 2013 en: http://www.womensheart.org/content/heart disease/heart_disease_facts.asp

[324] Winslow, R. (16 de abril de 2012). The guide to beating a heart attack: First line of defense is lowering risk, even when genetics isn't on your side. *Wall Street Journal.* En: http://online.wsj.com/article/SB10001424052702304818404577347982400815676.html

[325] Belalcazar, L. M., Lang, W., Haffner, S. M., Hoogeveen, R. C., Pi-Sunyer, F. X. Schwenke, D. C., Balasubramanyam, A., Tracy, A. P., Kriska, A. P., Ballantyne, C. M., & Look AHEAD Research Group. (2012). Adiponectin and the mediation of HDL colesterol change with improved lifestyle: The Look AHEAD Study. *Journal of Lipid Research, 53*(12), 2726-2733. doi: 10.1194/jlr.M030213

26. Despeja un sendero

[326] Knäuper, B., McCollam, A., Rosen-Brown, A., Lacaille, J., Kelso, E., & Roseman, M. (2011). Fruitful plans: Adding targeted mental imagery to implementation intentions increases fruit consumption. *Psychology & Health, 26*(5), 601–617. doi:10.1080/08870441003703218

[327] Read, D., & van Leeuwen, B. (1998). Predicting hunger: The effects of appetite and delay on choice. *Organizational Behavior and Human Decision Processes, 76*(2), 189–205.doi:10.1006/obhd.1998.2803

[328] Reynolds, G. (1° de febrero de 2012). Exercise as housecleaning for the body. *New York Times: Well.* [Página web.] En: http://well.blogs.nytimes.com/2012/02/01/exercise-as-housecleaning-for-the-body/

[329] He, C., Bassik, M. C., Moresi, V., Sun, K., Wei, Y., Zou, Z., An, Z., Loh, J., Fisher, J., Sun, Q., Korsmeyer, S., Packer, M., May, H. I., Hill, J. A., Virgin, H. W., Gilpin, C., Xiao G., Bassel-Duby, R., Scherer, P. E., & Levine, B. (2012). Exercise-induced

BCL2-regulated autophagy is required for muscle glucose homeostasis. *Nature, 481,* 511-515.doi:10.1038/nature10758

330 Reynolds, G. (7 de noviembre de 2012). Can exercise protect the brain from fatty foods? *New York Times: Well.* [Página web.] En: http://well.blogs.nytimes.com/2012/11/07/can-exercise-protect-the-brain-from-fatty-foods/

331 Martin, D. (2011). Physical activity benefits and risks on the gastrointestinal system. *Southern Medical Journal, 104*(12), 831–837. doi:10.1097/SMJ.0b013e318236c263

332 Pace-Schott, E. F., Nave, G., Morgan, A., Spencer, R. M. C., (2012). Sleep-dependent modulation of affectively guided decision-making. *Journal of Sleep Research, 21*(1), 30–39. doi:10.1111/j.1365-2869.2011.00921.x.

333 Sio, U. N., Monaghan, P., & Ormerod, T. (2013). Sleep on it, but only if it is difficult: Effects of sleep on problem solving. *Memory & Cognition, 41*(2): 159-166. doi: 10.3758/s13421-012-0256-7

27. ESTABLECE HÁBITOS NUEVOS

334 Boutelle, K. N., Cafri, G., & Crow, S. J. (2012). Parent predictors of child weight. Change in family based behavioral obesity treatment. *Obesity, 20*(7), 1539-1543. doi:10.1038/oby.2012.48

335 Families that eat together may be the healthiest, new evidence confirms. (23 de abril de 2012). *ScienceDaily.* En: http://www.sciencedaily.com/releases/2012/04/120423184157.htm

336 Eating berries may activate the brain's natural housekeeper for healthy aging. (23 de agosto de 2010). *ScienceDaily.* En: http://www.sciencedaily.com/releases/2010/08/100823142927.htm

337 Tulipani, S., Alvarez-Suarez, J. M., Busco, F., Bompadre, S., Quiles, J. L., Mezzetti, B., & Battino, M. (2011). Strawberry consumption improves plasma antioxidant status and erythrocyte resistance to oxidative haemolysis in humans. *Food Chemistry, 128*(1), 180–186. doi:10.1016/j.foodchem.2011.03.025

338 Maher, P., Dargusch, R., Ehren, J. L., Okada, S., Sharma, K., & Schubert, D. (2011). Fisetin lowers methylglyoxal dependent protein glycation and limits the complications of diabetes. *PLoS ONE, 6*(6), e21226. doi:10.1371/journal.pone.0021226

339 Eating berries may lower risk of Parkinson's. (17 de febrero de 2011). *ScienceDaily.* Consultado el 18 de abril de 2012 en: http://www.sciencedaily.com/releases/2011/02/110213162726.htm

340 Miller, M. G., & Shukitt-Hale, B. (2012). Berry fruit enhances beneficial signaling in the brain. *Journal of Agricultural and Food Chemistry, 60*(23), 5709-5715. doi:10.1021/jf2036033

341 Devore, E. E., Kang, J. H., Breteler, M. M. B., & Grodstein, F. (2012). Dietary intakes of berries and flavonoids in relation to cognitive decline. *Annals of Neurology, 72*(1), 135-143. doi:10.1002/ana.23594

342 Dunn, E., & Norton, M. (7 de julio de 2012). Don't indulge. Be happy. *The New York Times*. En: http://www.nytimes.com/2012/07/08/opinion/sunday/dont-indulge-be-happy.html

343 Ried, K., Sullivan, T., Fakler, P., Frank, O. R., & Stocks, N. P. (2010). Does chocolate reduce blood pressure? A meta-analysis. *BMC Medicine*, 8(1), 39. doi:10.1186/1741-7015-8-39

344 Yasuda, A., Natsume, M., Osakabe, N., Kawahata, K., & Koga, J. (2011). Cacao polyphenols influence the regulation of apolipoprotein in HepG2 and Caco2 cells. *Journal of Agriculture and Food Chemistry*, 59(4), 1470–1476. doi:10.1021/jf103820b

345 Buijsse, B., Weikert, C., Drogan, D., Bergmann, M., & Boeing, H. (2010). Chocolate consumption in relation to blood pressure and risk of cardiovascular disease in German adults. *European Heart Journal*, 31(13), 1616–1623. doi:10.1093/eurheartj/ehq068

346 Crum, A. J., & Langer, E. J. (2007). Mind-set matters: Exercise and the placebo effect. *Psychological Science*, 18(2), 165–171. doi:10.1111/j.1467-9280.2007.01867.x

347 Mcguire, K. A. & Ross, R. (2011). Incidental physical activity is positively associated with cardiorespiratory fitness. *Medicine & Science in Sports & Exercise*, 43(11), 2189–2194. doi:10.1249/MSS.0b013e31821e4ff2

28. Sé un pionero

348 Hsu, A., Wong, C. P., Yu, Z., Williams, D. E., Dashwood, R. H., & Ho, E. (2011). Promoter de-methylation of cyclin D2 by sulforaphane in prostate cancer cells. *Clinical Epigenetics*, 3(1), 3. doi:10.1186/1868-7083-3-3

349 Clarke, J. D., Hsu, A., Yu, Z., Dashwood, R. H., & Ho, E. (2011). Differential effects of sulforaphane on histone deacetylases, cell cycle arrest and apoptosis in normal prostate cells versus hyperplastic and cancerous prostate cells. *Molecular Nutrition & Food Research*, 55(7), 999–1009. doi:10.1002/mnfr.201000547

350 From and for the heart, my dear valentine: Broccoli. (21 de enero de 2008). *ScienceDaily*. En: http://www.sciencedaily.com/releases/2008/01/080121091349.htm

351 Eating cruciferous vegetables may improve breast cancer survival. (3 de abril de 2012). *ScienceDaily*. En: http://www.sciencedaily.com/releases/2012/04/120403153531.htm

352 Eating broccoli could guard against arthritis. (15 de septiembre de 2010). *ScienceDaily*. En: http://www.sciencedaily.com/releases/2010/09/100915084504.htm

353 Broccoli may help protect against respiratory conditions like asthma. (2 de marzo de 2009). *ScienceDaily*. En: http://www.sciencedaily.com/releases/2009/03/0903021332 18.htm

354 Farnham, M. W., & Kopsell, D. A. (2009). Importance of genotype on carotenoid and chlorophyll levels in broccoli heads. *HortScience*, 44(5), 1248–1253.

355 Li, Y., Innocentin, S., Withers, D. R., Roberts, N. A., Gallagher, A. R., Grigorieva, E. F., Wilhelm, C., & Veldhoen, M. (2011). Exogenous stimuli maintain intraepithelial lymphocytes via aryl hydrocarbon receptor activation. *Cell*, 147(3), 629–640. doi:10.1016/j.cell.2011.09.025

356 Kliff, S. (14 de junio 2012). Americans actually really like broccoli. *The Washington Post: Wonkblog*. [Página web]. En: http://www.washingtonpost.com/blogs/ezraklein/post/americans-actually-really-like-broccoli/2012/06/14/gJQAsMbOcV_blog.html

357 Ranjit, N., Evans, M. H., Byrd-Williams, C., Evans, A. E., & Hoelscher, D. M. (2010). Dietary and activity correlates of sugar-sweetened beverage consumption among adolescents. *Pediatrics, 126(4)*, e754-e761. doi:10.1542/peds.2010-1229

358 Stein, J. (31 de agosto de 2011). Half of all Americans drink a sugary beverage daily. *Los Angeles Times*. En: http://articles.latimes.com/2011/aug/31/news/la-heb-sugary-beverages-cdc-20110831

359 Malik, V. S., Popkin, B. M., Bray, G. A., Després, J.-P., Willett, W. C., & Hu, F. B. (2010). Sugar-sweetened beverages and risk of metabolic syndrome and type 2 diabetes: A meta-analysis. *Diabetes Care, 33(11)*, 2477–2483. doi:10.2337/dc10-1079

360 Mueller, N. T., Odegaard, A., Anderson, K., Yuan, J.-M., Gross, M., Koh, W.-P., & Pereira, M. A. (2010). Soft drink and juice consumption and risk of pancreatic cancer: The Singapore Chinese Health Study. *Cancer Epidemiology Biomarkers & Prevention, 19(2)*, 447–455. doi:10.1158/1055-9965.EPI-09-0862

361 Neale, T. (12 de marzo de 2012). Sugary drinks tied to more heart attacks. *Med-Page Today*. En: http://www.medpagetoday.com/Cardiology/MyocardialInfarction/31614

362 de Koning, L., Malik, V. S., Kellogg, M. D., Rimm, E. B., Willett, W. C., & Hu, F.B. (2012). Sweetened beverage consumption, incident coronary heart disease and biomarkers of risk in men. *Circulation, 125(14)*, 1735-1741. doi:10.1161/CIRCULATIONAHA.111.067017

363 Wade, L. (19 de marzo de 2013). Sugary drinks linked to 180,000 deaths worldwide. *CNN Health*. En: http://www.cnn.com/2013/03/19/health/sugary-drinks-deaths/index.html

364 Diet soda may raise odds of vascular events; Salt linked to stroke risk. (9 de febrero de 2011). *ScienceDaily*. En: http://www.sciencedaily.com/releases/2011/02/110209121653.htm

365 Hold the diet soda? Sweetened drinks linked to depression, coffee tied to lower risk. (8 de enero de 2013). *ScienceDaily*. En: http://www.sciencedaily.com/releases/2013/01/130108162135.htm

366 Gardener, H., Rundek, T., Markert, M., Wright, C., Elkind, M., & Sacco, R. (2012). Diet soft drink consumption is associated with an increased risk of vascular events in the Northern Manhattan study. *Journal of General Internal Medicine, 27(9)*, 1120-1126. doi:10.1007/s11606-011-1968-2

367 Sengpiel, V., Elind, E., Bacelis, J., Nilsson, S., Grove, J., Myhre, R., Haugen, M., Meltzer, H. M., Alexander, J., Jacobsson, B., & Brantsæter, A. (2013). Maternal caffeine intake during pregnancy is associated with birth weight but not with gestational length: results from a large prospective observational cohort study. *BMC Medicine, 11*, 42. doi:10.1186/1741-7015-11-42

368 Lucas, M., Mirzaei, F., Pan, A., Okereke, O. I., Willett, W. C., O'Reilly, E. J., Koenen, K., et al. (2011). Coffee, caffeine, and risk of depression among women. *Archives of Internal Medicine, 171(17)*, 1571–1578. doi:10.1001/archinternmed.2011.393

369 Kawachi, I., Willett, W. C., Colditz, G. A., Stampfer, M. J., & Speizer, F. E. (1996). A prospective study of coffee drinking and suicide in women. *Archives of Internal Medicine, 156*(5), 521–525. doi:10.1001/archinte.1996.00440050067008

370 Galeone, C., Tavani, A., Pelucchi, C., Turati, F., Winn, D. M., Levi, F., Yu, G. P., Morgenstern, H., Kelsey, K., Dal Maso, L., Purdue, M. P., McClean, M., Talamini, R., Hayes, R. B., Franceshi, S., Schantz, S., Zhang, Z. F., Ferro, G., Chuang, S. C., Boffetta, P., La Vecchia, C., & Hasibe, M. (2010). Coffee and tea intake and risk of head and neck cancer: Pooled analysis in the International Head and Neck Cancer Epidemiology Consortium. *Cancer Epidemiology Biomarkers & Prevention, 19*(7), 1723–1736. doi:10.1158/1055-9965.EPI-10-0191

371 Freedman, N. D., Park, Y., Abnet, C. C., Hollenbeck, A. R., & Sinha, R. (2012). Association of coffee drinking with total and cause-specific mortality. *New England Journal of Medicine, 366*(20), 1891–1904. doi:10.1056/NEJMoa1112010

372 Ascherio, A., Weisskopf, M. G., O'Reilly, E. J., McCullough, M. L., Calle, E. E., Rodriguez, C., & Thun, M. J. (2004). Coffee consumption, gender, and Parkinson's disease mortality in the cancer prevention study II cohort: The modifying effects of estrogen. *American Journal of Epidemiology, 160*(10), 977–984. doi:10.1093/aje/kwh312

373 Graham, T. E., Hibbert, E., & Sathasivam, P. (1998). Metabolic and exercise endurance effects of coffee and caffeine ingestion. *Journal of Applied Physiology, 85*(3), 883–889.

374 Why coffee protects against diabetes. (13 de enero de 2011). *ScienceDaily*. En: http://www.sciencedaily.com/ releases/2011/01/110113102200.htm

375 Exercise and caffeine change your DNA in the same way, study suggests. (6 de marzo de 2012). *ScienceDaily*. En: http://www.sciencedaily.com/releases/2012/03/12030613 1254.htm

376 Barrès, R., Yan, J., Egan, B., Treebak, J. T., Rasmussen, M., Fritz, T., Caidahl, K., Krook, A., O'Gorman, D. J., Zierath, J. R. (2012). Acute exercise remodels promoter methylation in human skeletal muscle. *Cell Metabolism, 15*(3), 405–411. doi: 10.1016/j.cmet.2012.01.001

377 Tight ties, killer heels: Clothes make the fashion victims. (21 de febrero de 2012). *Wall Street Journal*. En: http://online.wsj.com/article/SB10001424052970204909104577235313412770808.html

378 Wong, V. (7 de marzo de 2012). Why Richard Branson won't wear a tie. *Bloomberg Businessweek*. En: http://www.businessweek.com/articles/2012-03-07/why-richard-branson-wont-wear-a-tie

29. Todo está conectado

379 Lonser, R. R., Glenn, G. M., Walther, M., Chew, E. Y., Libutti, S. K., Linehan, W. M., & Oldfield, E. H. (2003). von Hippel-Lindau disease. *The Lancet, 361*(9374), 2059–2067. doi:10.1016/S0140-6736(03)13643-4

380 Wolk, A., Larsson, S. C., Johansson, J. E., & Ekman, P. (2006). Long-term fatty fish consumption and renal cell carcinoma incidence in women. *Journal of the American Medical Association*, 296(11), 1371–1376. doi:10.1001/jama.296.11.1371

381 McGuire, B. B. & Fitzpatrick, J. M. (2011). BMI and the risk of renal cell carcinoma. *Current Opinion in Urology*, 21(5), 356–361. doi:10.1097/MOU.0b013e32834962d5

382 Obesity, depression found to be root causes of daytime sleepiness. (13 de junio de 2012). *ScienceDaily*. En: http://www.sciencedaily.com/ releases/2012/06/120613091037.htm

383 Knutson, K. L. (2012). Does inadequate sleep play a role in vulnerability to obesity? *American Journal of Human Biology*, 24(3), 361–371. doi:10.1002/ajhb.22219

384 Losing weight, especially in the belly, improves sleep quality. (6 de noviembre de 2012). *ScienceDaily*. En: http://www.sciencedaily.com/releases/2012/11/121106125450.htm

385 Sivak, M. (2006). Sleeping more as a way to lose weight. *Obesity Reviews*, 7(3), 295–296. doi:10.1111/j.1467-789X.2006.00262.x

386 Schwartz, T. (3 de marzo de 2011). Sleep is more important than food. *Harvard Business Review Blog Network*. [Página web.] En: http://blogs.hbr.org/schwartz/2011/03/sleep-is-more-important-than-f.html

387 Jones, M. (15 de abril de 2011). How little sleep can you get away with? *The New York Times*. En: http://www.nytimes.com/2011/04/17/magazine/mag-17Sleep-t.html

30. En resumen

388 Cantin, J., Lacroix, S., Tardif, J., & Nigam, A. (2012). 390 Does the adherence to a Mediterranean diet influence baseline and postprandial endothelial function? *Canadian Journal of Cardiology*, 28(5, Supplement), S245. doi:10.1016/j.cjca.2012.07.367

389 Williams, P. T., & Thompson, P. D. (2013). Walking versus running for hypertension, cholesterol, and diabetes mellitus risk reduction. *Arteriosclerosis, Thrombosis, and Vascular Biology*, 33(5), 1085–1091. doi:10.1161/ATVBAHA.112.300878

390 Wen, C. P., Wai, J. P. M., Tsai, M. K., Yang, Y. C., Cheng, T. Y. D., Lee, M.-C., Chan, H. T., Tsao, C. K., Tsai, S. P., & Wu, X. (2011). Minimum amount of physical activity for reduced mortality and extended life expectancy: A prospective cohort study. *The Lancet*, 378(9798), 1244–1253. doi:10.1016/S0140-6736(11)60749-6

391 Lee, I.-M., Djoussé, L., Sesso, H. D., Wang, L., & Buring, J. E. (2010). Physical activity and weight gain prevention. *Journal of the American Medical Association*, 303(12), 1173–1179. doi:10.1001/jama.2010.312

392 Maher, J. P., Doerksen, S. E., Elavsky, S., Hyde, A. L., Pincus, A. L., Ram, N., & Conroy, D. E. (2013). A daily analysis of physical activity and satisfaction with life in emerging adults. *Health Psychology*, 32(6), 647-656. doi: 10.1037/a0030129

393 Martikainen, S., Pesonen, A.-K., Lahti, J., Heinonen, K., Feldt, K., Pyhälä, R., Tammelin, T., Kajantie, E., Eriksson, J. G., Strandberg, T. E., & Räikkönen, K. (2013). Higher levels of physical activity are associated with lower hypothalamic-pituitary-adrenocortical axis reactivity to psychosocial stress in children. *Journal of Clinical Endocrinology & Metabolism*, 98, E619-E627. doi:10.1210/jc.2012-3745

394 Spiegel, K., Leproult, R., L'Hermite-Balériaux, M., Copinschi, G., Penev, P. D., & Van Cauter, E. (2004). Leptin levels are dependent on sleep duration: Relationships with sympathovagal balance, carbohydrate regulation, cortisol, and thyrotropin. *Journal of Clinical Endocrinology & Metabolism*, 89(11), 5762–5771. doi:10.1210/jc. 2004-1003

395 Taheri, S., Lin, L., Austin, D., Young, T., & Mignot, E. (2004). Short sleep duration is associated with reduced leptin, elevated ghrelin, and increased body mass index. *PLoS Medicine*, 1(3). doi:10.1371/journal.pmed.0010062

396 The good life: Good sleepers have better quality of life and less depression. (15 de junio de 2011). *ScienceDaily*. En: http://www.sciencedaily.com/releases/2011/06/110614101120.htm

397 Susman, E. (11 de junio de 2012). Sleepy people make bad food choices. *MedPage Today*. En: http://www.medpagetoday.com/MeetingCoverage/APSS/33208

398 Brody, J. E. (30 de mayo de 2011). A good night's sleep isn't a luxury; it's a necessity. *The New York Times*. En: http://www.nytimes.com/2011/05/31/health/31brody.html

399 Lack of sleep? Keep away from the buffet. (20 de febrero de 2013). *ScienceDaily*. En: http://www.sciencedaily.com/releases/2013/02/130220084701.htm

400 The good life: Good sleepers have better quality of life and less depression. (15 de junio de 2011). *ScienceDaily*. En: http://www.sciencedaily.com/releases/2011/06/110614101120.htm

IDEAS FINALES

401 Boutelle, K. N., Cafri, G., & Crow, S. J. (2012). Parent predictors of child weight change in family based behavioral obesity treatment. *Obesity*, 20(7), 1539-1543. doi:10.1038/oby.2012.48

LECTURAS COMPLEMENTARIAS

402 Loureiro, M. L., Yen, S. T., Nayga, R. M. (2012). The effects of nutritional labels on obesity. *Agricultural Economics*, 43(3), 333-342. doi: 10.1111/j.1574-0862.2012.00586.x

403 Kaluza, J., Wolk, A., & Larsson, S. C. (2012). Red meat consumption and risk of stroke: A meta-analysis of prospective studies. *Stroke*, 43(10), 2556-2560. doi:10.1161/STROKEAHA.112.663286

404 McDougall, C. (2011). *Born to run: A hidden tribe, superathletes, and the greatest race the world has never seen.* Nueva York: Vintage.

405 Cushioned heel running shoes may alter adolescent biomechanics, performance. (19 de marzo de 2013). *ScienceDaily*. En: http://www.sciencedaily.com/releases/2013/03/130319091420.htm

[406] Land on your toes, save your knees. (6 de octubre de 2010). *ScienceDaily*. En: http://www.sciencedaily.com/releases/2010/08/100811093013.htm

[407] Lieberman, D. E., Venkadesan, M., Werbel, W. A., Daoud, A. I., D'Andrea, S., Davis, I. S., Mang'eni, R. O., & Pitsiladis, Y. (2010). Foot strike patterns and collision forces in habitually barefoot versus shod runners. *Nature*, 463(7280), 531–535. doi:10.1038/nature08723

[408] De Oliveira, C., Watt, R., & Hamer, M. (2010). Toothbrushing, inflammation, and risk of cardiovascular disease: Results from Scottish Health Survey. *BMJ*, *340*, c2451–c2451. doi:10.1136/bmj.c2451

Agradecimientos

Hace casi diez años, uno de mis amigos cercanos, el gurú del medio editorial, el doctor Piotr Juszkiewicz, me animó a escribir un libro sobre este tema. Argumentó que mis experiencias personales e investigación referentes a la salud y el bienestar que había acumulado podrían beneficiar a un público más amplio. Si bien en ese entonces no estaba listo para trabajar en este tipo de libro, su propuesta sembró una idea que se me quedó en la cabeza durante años.

Hace un año, después de perder a demasiados amigos y seres queridos a causa de enfermedades prevenibles, decidí dejar mi trabajo para dedicarle *todo* mi tiempo a este libro y ayudarle a la gente a mejorar su salud y bienestar. Al principio no estaba seguro de cómo lograrlo. Por fortuna, Piotr accedió a publicar *Come, muévete, duerme* y acompañarme en esta misión, por lo que le estoy profundamente agradecido.

Este libro y proyecto no habrían sido posibles sin el apoyo incondicional de mis amigos y colegas en Gallup. Desde que anuncié *por qué* dejaba mi puesto de tiempo completo para trabajar en este libro, me brindaron su apoyo y ánimos incondicionales. Mis colegas también me ayudaron a resolver cómo dedicarme a esta pasión personal al tiempo que seguía contribuyendo con la misión global de Gallup.

Una de las cosas que he aprendido de escribir libros a lo largo de los años es que un borrador mejora cada vez que lo compartes con alguien más. Así que comparto borradores muy incipientes con cientos de personas y le agradezco a *todos* los que revisaron borradores en bruto. En el proceso, un puñado de personas percibe el potencial de lo que el libro puede llegar a ser, me acompañan a revisar múltiples borradores y me aconsejan sobre el proyecto en general. Un millón de gracias al siguiente grupo por sus vastos consejos: Geoff Brewer, Mary Cheddie, Jim Clifton, Jon Clifton, Dr. Maria de Guzman, Dr. Richard Edwards, Larry Emond, Dr. Steve Gladis, Dr. Jim Harter, Jennifer Hodges, Dr. Tim Hodges, Dr. Judy Krings, Allison Lowry, Tom Matson, Dr. Senia Maymin, Dr. Emily Meyer, Jan Miller, Jane Miller, Jason Milton, Andy Monnich, Tom Nolan, Steve O'Brien, Dr. Connie Rath, Doug Rath, Dr. Mary Reckmeyer, Keith Roberts, Linda Shostak, Dr. Jessica Tyler y Trish Ward. En especial le agradezco a mi esposa Ashley por revisar cada oración, capítulo y título varias veces.

En mi primer trabajo después de haberme graduado de la universidad, no me imaginaba escribiendo ni siquiera un artículo que pudiera publicarse, mucho menos varios libros. Eso cambió cuando mi mentor y abuelo, Don Clifton, aseguró reconocer que tenía talento para escribir, lo cual en ese momento nadie había identificado. Don me pidió que escribiéramos un libro en el último año que le quedaba de vida, lo cual resultó en *¿Está lleno su cubo?*

En el proceso de escribir ese primer libro, Kelly Henry era la editora responsable de enmendar muchas oraciones escritas por un individuo fascinado por las cifras y las estadísticas, pero que nunca había aprendido a escribir. En vez de enmendarme la plana, decidió enseñarme a ser escritor a partir de cada oración y cada párrafo. Es difícil explicar la diferencia que marcó este enfoque. *Come, muévete, duerme* es el séptimo libro en el que trabajo con Kelly y creo que para ella es notorio que su apuesta inicial por enseñarme a escribir (en vez de limitarse a corregir) ha dado buenos resultados.

Durante el lanzamiento de este libro y esfuerzo editorial, de lo primero que me di cuenta fue de que nuestra capacidad para llegar a más lectores depende mucho de la calidad de las personas y las empresas con quienes nos asociemos. El equipo de PGW y Perseus, liderado por Eric Kettunen, Susan Reich, Kevin Votel y Kim Wylie, contribuyeron a que este libro estuviera disponible en un territorio muy amplio. Nuestros socios en Cave Henricks y Shelton Interactive, liderados por Barbara y Rusty, trabajan todos los días para darle forma y compartir las ideas adecuadas con los demás. Chin-Yee Lai trabajó con nuestro equipo para diseñar la portada del libro. Edward Bobel y Brent Wilcox se aseguraron de que la formación del libro facilitara su lectura.

La influencia de Nate Walkingshaw en la nueva edición de este libro fue fundamental, pues dirigió el desarrollo de la app Welbe. Nate, Chris Mayfield y todo el equipo de desarrollo de Welbe han hecho un trabajo excepcional a la hora de llevar los conceptos de este libro a la app. La forma en la que han integrado información de múltiples aparatos portátiles y plataformas me brinda optimismo sobre el papel positivo que desempeñará la tecnología en nuestra salud en un futuro.

Por último, a nivel personal, me gustaría agradecer a las dos personas que me fomentaron el amor por los libros y la lectura desde temprana edad: mi madre, Connie Rath, y mi abuela, Shirley Clifton. Las dos se dedicaron a mi crianza y desarrollo de manera extraordinaria y hoy en día siguen animándome e inspirándome. Una de las cosas que más disfruto es ver a mi esposa Ashley, cuya carrera profesional se centra en ayudar a niños a leer, enseñarle a nuestros dos hijos a hablar, leer y escribir. Tiene algo de milagroso observar a alguien con un verdadero talento en acción. En el transcurso de los años he sido muy afortunado porque he estado rodeado de gente sumamente talentosa y apasionada y estaré eternamente agradecido por ello.

Esta obra se imprimió y encuadernó
en el mes de enero de 2016,
en los talleres de Edamsa Impresiones, S.A. de C.V.,
Av. Hidalgo No. 111, Col. Fraccionamiento
San Nicolás Tolentino, Delegación Iztapalapa
México, D.F., C.P. 09850